"博学而笃志，切问而近思"
《论语》

"正其谊不谋其利，明其道不计其功"
《春秋繁露》

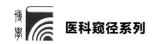

医科窥径系列

肿瘤靶向药和免疫检查点抑制剂相关皮肤病

杨 骥 主编

复旦大学出版社

序 言

近年来，靶向药与免疫治疗在临床中得到广泛应用，极大改善了患者的生活质量，延长了患者的生存时间，成为肿瘤治疗的新兴方案。这些靶向药物及免疫检查点抑制剂与传统化疗药相比，其针对性更强、疗效更好、且相关不良反应少。但随着靶免药物的广泛应用及患者对生活质量期望的不断提高，这些新型药物的不良反应越来越受到重视。其中，皮肤不良反应事件较为常见，大部分皮肤不良反应较轻，但也会出现严重影响患者生活质量甚至危及生命的皮肤不良反应。因此，早期识别靶向药和免疫治疗相关皮肤病，对患者进行规范积极地治疗，不仅可以改善患者的皮肤疾病，还可以避免不必要的停用肿瘤治疗。

《肿瘤靶向药和免疫检查点抑制剂相关皮肤病》一书是由复旦大学附属中山医院皮肤科主任杨骥教授主编，涵盖了肿瘤治疗药物相关皮肤病的临床表现、发病机制和治疗等多个方面。该书是杨骥教授及其科室医师经过多年的收集、整理，经修改、完善，并在总结经验的基础上撰写而成。全书资料翔实，内容新颖、丰富。该书主要分为两部分，一部分是肿瘤靶向药相关皮肤病，另一部分是免疫相关皮肤不良反应。笔者通过病例和大量图片的方式展示，对肿瘤靶向药和免疫检查点抑制剂相关皮肤病作了系统性的总结和分析，使我们对于常见肿瘤的靶免治疗相关皮肤病有了一个比较系统全面地了解和认识，希望能对从事肿瘤和皮肤病专业的医生和研究人员提供帮助，以期在临床实践中，尤其是面对肿瘤靶向药或免疫治疗后发生皮肤不良反应的肿瘤患者，能够采用规范和合理的处理方式，不轻易停用基础肿瘤治疗，提高患者生存质量。

本书的出版丰富了我国肿瘤靶向药和免疫治疗相关皮肤病的理论与实践，对我国肿瘤治疗相关皮肤病的诊治与研究起到积极的推动作用，可供广大临床医生和医学院校学生阅读和参考。希望我国从事皮肤病与肿瘤诊治的临床和科研同道继续努力，为进一步优化肿瘤治疗相关皮肤病的诊治及其科学研究而继续努力。

中国科学院院士
复旦大学附属中山医院院长 樊嘉

二〇二三年十二月

　　肿瘤治疗是人类面临的一个重大挑战。随着基础和临床研究的深入,肿瘤的药物治疗也从传统的化疗走向靶向治疗、免疫治疗和联合治疗。新出现的治疗药物和治疗方式大大地改善了患者的生活质量,延长了生存时间,提高了生存率。但新的治疗药物也会带来新的问题,皮肤病是最常出现、也是最早出现的问题。多数皮肤病比较轻,并不需要特殊处理。但有些皮肤病病情较严重,给患者身体和心理带来很大的痛苦,甚至超过了肿瘤本身,有些皮肤病处理不及时和不规范甚至会危及生命。

　　笔者曾经在门诊遇到一位患者,中年女性,肺癌使用靶向药物治疗后,全身皮肤出现多发溃疡,疼痛难忍,痛苦呻吟。肿瘤给患者带来很大的负担,再加上出现新发皮肤病更是雪上加霜。该患者给我很大的触动,是否要停用靶向药物? 皮肤溃疡是什么原因造成的? 如何治疗? 这些都是挑战。最终,我们在没有停用靶向药物的基础上,用简单和患者可负担的方式治愈了皮肤溃疡。自此,我们觉得有必要对这一类患者进行规范的诊治和研究。我们于 2020 年 6 月在国内率先开设专病门诊,专门诊治肿瘤靶向药相关皮肤病和免疫相关皮肤不良反应。同时我们也积极和肿瘤相关科室开展多学科合作和交流,共同提高肿瘤患者的综合诊治能力。

　　关于命名的问题,有“肿瘤靶向药皮肤不良反应”“肿瘤靶向药新型药疹”等。但我们认为,将其命名为“肿瘤靶向药相关皮肤病”更加合适。临床上使用靶向药物出现的皮肤问题,不是传统意义上的变态反应造成的,和超敏反应关系不大。因此,将其称为“药物不良反应或药疹”有所不妥。而它是特定靶点被抑制后出现的特定皮肤病,绝大多数人都会出现,是剂量和时间依赖性的。不同的靶点被抑制后,表现出不同类型的皮肤病,是一大类不同皮肤表现的疾病。关于治疗和是否停用靶向药物和免疫治疗的问题,目前大部分病例按照皮疹面积决定治疗的方案和是否停药,但我们认为皮疹面积可作为参考,最主要是看皮疹基本形态和是否有重要器官的累及。我们总结了两“看”和两“不”,即看皮疹基本形态,看内脏损伤,不看皮疹面积,不轻易地停用靶向和免疫治疗。

　　目前,国内没有肿瘤靶向药物相关皮肤病和免疫相关皮肤不良反应的著作。多年前,我们开始构思写一本关于此类皮肤病的书,经过两年多的收集、整理、修改和完善终于成书。本书主要分为两部分,一部分是肿瘤靶向药相关皮肤病,一部分是免疫相关皮肤不良反应,通过病例和大量图片的方式展示。本书的完成特别感谢崔越宏、韩毓梅、胡飞飞、李一雷、徐欣植、王晓庆、王修远和黄俊霞医师,她们为本书撰写提供了大力的支持和帮助。

杨 骥

2023 年 8 月

目 录

第一章　肿瘤靶向药和免疫检查点抑制剂概述

随着医学研究的进步,肿瘤治疗有了突飞猛进的发展。除了手术能够根治部分肿瘤,放疗起到更好的局部控制作用,肿瘤的综合治疗手段包括化疗、靶向和免疫治疗(目前统称为转移性肿瘤治疗的"三驾马车"),不断地刷新患者的生存数据,提高患者的生活质量,延长患者的生存时间。

然而,药物的作用机制不同,相应的不良反应也有所不同。针对肿瘤中的特定异常分子,研发的靶向性治疗药物,较传统化疗药物针对性更强、治疗效果更好,且较传统化疗药物相应的不良反应亦有减少。用来解除"肿瘤细胞和免疫细胞"间刹车作用的免疫治疗,可以不同程度地激活针对肿瘤的免疫反应,在发挥抗肿瘤疗效的同时,也带来了一些不可预知的不良反应,有时这些不良反应还是致命性的。随着靶向药物和免疫治疗在肿瘤治疗中的广泛应用及患者对生活质量期望的不断提高,这些新型药物的特殊不良反应越来越受到重视。其中肿瘤靶向药物相关皮肤病是最为常见,也是最早出现的,且会严重影响患者的生活质量和肿瘤药物的进一步治疗。

常见引起皮肤病的肿瘤靶向药物和免疫检查点抑制剂如表 1-1 所示。

表 1-1　临床常见肿瘤靶向药物和免疫检查点抑制剂的药物分类

分　类		药　物
小分子激酶抑制剂(如××替尼等)	酪氨酸激酶抑制剂(TKI)/多靶点酪酸激酶抑制剂:表皮生长因子受体(EGFR)、血小板生长因子受体(PDGFR)、血管内皮生长因子受体(VEGFR)、成纤维细胞生长因子受体(FGFR)等	吉非替尼、厄洛替尼、拉帕替尼、奥希替尼、阿法替尼、阿帕替尼、伊马替尼、达沙替尼、普纳替尼、尼罗替尼、博舒替尼、舒尼替尼及仑伐替尼等
	其他激酶抑制剂:丝氨酸-苏氨酸激酶抑制剂、BRAF突变、丝裂原活化蛋白激酶抑制剂丝裂原活化蛋白激酶(MEK)等	威罗非尼、达拉非尼、恩考芬尼、曲美替尼及卡比替尼等
	多激酶抑制剂	索拉非尼、凡德他尼、瑞戈非尼等
大分子抗体(如××单抗)	酪氨酸激酶受体抗体	西妥昔单抗、帕尼单抗、曲妥珠单抗、帕妥珠单抗及贝伐珠单抗等
	免疫检查点抑制剂:抗程序性死亡受体-1/程序性死亡配体-1(PD-1/PD-L1)抗体、抗细胞毒性T淋巴细胞相关蛋白4(CTLA-4)抗体等	派姆单抗、纳武单抗、阿特珠单抗、度法鲁单抗及伊匹木单抗等

注:单抗,为单克隆抗体的简称。

　　传统化疗药物属于无差别攻击,在杀灭肿瘤细胞的同时会对正常细胞组织造成损伤,不良反应较为广泛而非特异;靶向药物为精确制导,靶向抑制特定的蛋白。该蛋白被抑制后出现的后续不良反应类型和程度通常是可以预见的,且不良反应呈时间和剂量依赖关系;免疫治疗激活机体免疫系统,通过激活的免疫细胞杀灭肿瘤细胞,但激活的免疫细胞也会针对广泛的正常组织和器官,导致较为广泛的不良反应,属于无差别攻击。不良反应类型和程度个体差异大,很难预见。

　　通常情况下,肿瘤靶向药物引起的皮疹在治疗的 $1\sim2$ 周开始出现,在治疗的 $3\sim5$ 周达到高峰,在治疗停止 4 周内逐渐消退。但由于患者肿瘤的持续治疗极为重要,所以在不停止肿瘤靶向药物治疗的情况下,皮疹可能会出现反复和进展。临床常见针对表皮生长因子受体(epidermal growth factor receptor,EGFR)的药物常用于治疗肺癌和肠癌等疾病,容易引起毛囊炎样皮疹、甲沟炎、甲周肉芽肿、皮肤干燥、脱发和毛发异常。这些不良反应都是与维持表皮稳态的 EGFR 被抑制密切相关。抑制血管内皮生长因子受体(vascular endothelial growth factor receptor,VEGFR)/血小板生长因子受体(platelet-derived growth factor receptor,PDGFR)的小分子激酶抑制剂常引起手足皮肤反应和多形红斑等。正因为我们可以预判靶向药物可能诱发的皮肤病,因此可以提前和患者沟通和宣教,做好预案,即使出现了这些皮肤病,也有足够的治疗药物和手段帮助患者控制和改善症状。因此,不主张因为出现肿瘤靶向药物相关皮肤病就停止靶向药物治疗。当然靶向药物也可以诱发一些严重的皮肤病,如重症多形红斑、中毒性表皮坏死松解症和红皮病等。这些皮肤病本身也会致命,因此,在临床上需要权衡利弊,评估肿瘤靶向药治疗的必要性和可替换性。

　　程序性死亡受体-1(programmed death-1,PD-1)抑制剂和程序性死亡配体-1(PD-L1)抑制剂属于免疫治疗,其作用于同一通路(PD-1/PD-L1),通过阻断 PD-1 与 PD-L1 的结合,增强 T 细胞对肿瘤细胞的识别与杀伤来实现抗肿瘤作用。但是 PD-1/PD-L1 抑制剂在增强 T 细胞抗肿瘤效应的同时,也异常增强了对自身正常组织的免疫反应,进而产生一系列的多器官和多系统损伤,称为免疫相关不良反应。其中,免疫相关皮肤不良反应最为常见,约 40% 的患者可出现不同程度的皮肤不良反应。皮肤不良反应属于发病率高且发生时间较早的不良反应。针对细胞毒性 T 淋巴细胞相关蛋白 4(cytotoxic T-lymphocyte-associated protein 4,CTLA-4)的抗体也会诱发免疫相关不良反应,且会比 PD-1 和 PD-L1 抑制剂引起的皮肤不良反应更严重。

　　免疫相关皮肤不良反应大致可分为两大类:新出现的皮肤病和原有的皮肤病加重。新出现的皮肤病有银屑病、湿疹、扁平苔藓、皮肌炎和大疱性疾病等;原有皮肤病加重的有寻常型银屑病向红皮病型或脓疱型转化,湿疹向红皮病转化等。大部分免疫相关皮肤不良反应是比较轻的,但也会出现危及生命的重症,如皮肌炎、大疱性疾病、重症多形红斑和中毒性表皮坏死松解症等。但早期识别皮疹类型、规范积极治疗和客观判断预后转归,大部分免疫相关皮肤不良反应是可以治疗和康复的,并不需要强制要求患者停用免疫治疗。免疫相关皮肤不良反应复杂多样,我们称之为"万能的魔术师",其可以模仿各种各样的皮肤病,但其具体发生的机制目前尚不完全清楚。我们前期做了一个小样本的研究,发现大部分免疫相关皮肤不良反应的皮肤病理组织中常有基底细胞液化变性,真皮浅层和深层大量的炎症细胞浸润,提示炎细胞被激活和扩增,导致基底膜的破坏,炎细胞突破基底膜进而诱导皮肤的炎症损伤。我们进一步对相关的免疫细胞进行细分,发现有大量 CD8$^+$ 的 T 细胞、巨噬细胞和树突细胞的扩增。其中 CD8$^+$ 的 T 细胞分泌的穿孔素、颗粒酶和激活干扰素信号通路可能是诱导组织损伤的重要原因,但具体深入的机制还在进一步的研究中。临床上,靶向药物和免疫治疗常常会联合使用,这使得皮肤病变得更加复杂和多样,有时很难辨认具体哪种皮肤病是靶向药物引起的,哪种皮肤病是由免疫检查点抑制剂引起的。但整体上讲,免疫相关皮肤不良反应会占主导地位。整体上讲,我们对免疫相关皮肤不良反应的认识和了解还很局限,在临床表现、发病机制和治疗方面还需要进一步进行深入的研究和明确。

第二章 肿瘤靶向药相关皮肤病

|第一节| 毛囊炎

| 一、 临床表现

毛囊炎好发于面颊、头皮和胸背等皮脂腺丰富的部位,表现为粟粒到黄豆大小的斑丘疹,部分有脓头,严重者可以结痂和脱屑。初发皮疹瘙痒为主,部分伴疼痛。除了毛囊炎,患者常合并甲沟炎、甲周肉芽肿、脱发、毛发异常和皮肤干燥等表现。称为 PRIDE 综合征,"P"指丘疹脓疱性皮损(papulopustular rash)、甲沟炎(paronychia)、"R"指毛发生长调节改变(regulatory changes in hair)、"I"指瘙痒(itching)、"D"指干燥(dryness),"E"指表皮生长因子受体(EGFR)抑制剂。

| 二、 诱发药物

靶向药物中针对 EGFR 的药物最易引起毛囊炎样皮疹,包括小分子酪氨酸激酶抑制剂如吉非替尼、厄洛替尼、拉帕替尼、阿法替尼和奥希替尼等,以及大分子的单抗如西妥昔单抗、帕尼单抗、帕妥珠单抗等。临床上,一般大分子单抗引起的毛囊炎常比口服的小分子酪氨酸激酶抑制剂引起的毛囊炎严重。

| 三、 可能的发病机制

EGFR 在角质形成细胞、毛囊和皮脂腺中高表达,其调节角质形成细胞增殖和分化,并在维持表皮稳态中起关键作用。酪氨酸激酶抑制剂或单抗抑制 EGFR 表达使得角质形成细胞的增殖和分化失衡,凋亡增多,影响表皮的完整性。炎症细胞因子如 IL-6、TNF-α 分泌增多导致毛囊和皮脂腺的无菌性炎症。

| 四、 治疗

毛囊炎样皮疹初发为无菌性毛囊炎,后期可继发感染。皮疹轻者可局部外用抗生素,或局部联合抗生素和糖皮质激素治疗,皮疹泛发者可口服四环素类抗生素如米诺环素治疗。渗液结痂明显者可用含抗生素的溶液湿敷。物理治疗如红蓝光也可以用于新发皮疹的治疗。

五、 临床病例

(一)达克替尼治疗后出现的面部毛囊炎

肺癌患者使用达克替尼14 d,面颊出现红斑基础上粟粒大小红色斑丘疹、脓头和脓痂(图2-1)。予以口服米诺环素,外用夫西地酸软膏后皮疹缓解。

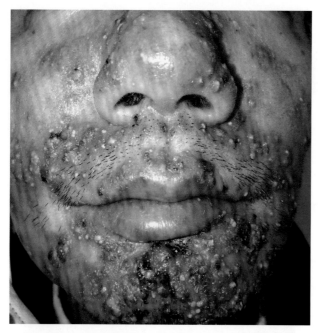

图2-1　达克替尼治疗后出现的面部毛囊炎

注: 患者鼻翼、面颊和口周红斑、多发粟粒大小斑丘疹、脓头和结痂。

(二)厄洛替尼治疗后出现毛囊炎

肺癌患者服用厄洛替尼3 d后面部和胸背多发红色粟粒大小斑丘疹和脓头(图2-2)。予以口服米诺环素,局部外用夫西地酸治疗后皮疹好转。

(三)厄洛替尼治疗后出现的头皮毛囊炎

肺癌患者,使用厄洛替尼后头皮出现红斑基础上的斑丘疹、脓头、结痂和束状发(图2-3)。

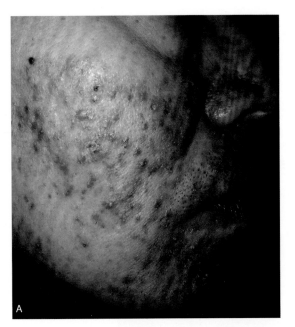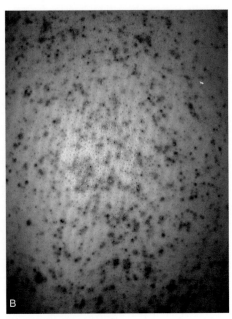

图 2-2　厄洛替尼治疗后出现的面部和躯干多发毛囊炎

注：患者面颊、鼻翼(A)和背部(B)多发粟粒大小红斑、斑丘疹、脓头和结痂。

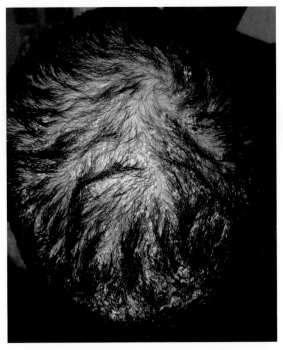

图 2-3　厄洛替尼治疗后出现的头皮毛囊炎

注：患者头皮大片红斑，毛囊性斑丘疹、脓头、较厚痂壳和束状发。

抑制剂,如吉非替尼、厄洛替尼、拉帕替尼、阿法替尼和奥希替尼等,以及大分子的单抗,如西妥昔单抗、帕尼单抗、帕妥珠单抗等。EGFR 抑制剂引起的甲沟炎常和毛囊炎同时出现,有的患者同时伴有皮肤干燥、毛发改变等即,出现 PRIDE 综合征。选择性成纤维细胞生长因子受体(FGFR)抑制剂也可引起甲沟炎和甲周肉芽肿等,包括英菲替尼、培米替尼和厄达替尼等药物。传统的细胞毒性化疗药物,例如依托泊苷、卡培他滨、甲氨蝶呤和多柔比星等,也可引起药物性甲沟炎和甲周疼痛性肉芽肿,如果靶向药物与传统化疗联合使用,会导致更严重的甲沟炎及甲周肉芽肿。

三、可能的发病机制

EGFR 抑制剂引起的甲沟炎主要是 EGFR 抑制剂诱导了指甲和周围皮肤角质形成细胞的凋亡增多,炎症细胞因子如 IL-6、TNF-α 和趋化因子分泌增多,从而引起无菌性的甲沟炎,后续可继发感染,以及甲板脆性的增加。而甲周肉芽肿的发生,一方面和 EGFR 抑制剂的直接作用有关,另一方面也和慢性甲沟炎的反复炎症刺激有关。FGFR 抑制剂引起甲周病变的机制尚未完全阐明,可能和抑制角质形成细胞中的 FGFR 表达,引起表皮增殖、分化失调有关。

四、治疗

甲沟炎、甲周肉芽肿以局部治疗为主。可选择聚维酮碘(碘伏)、复方氯己定等每日浸泡数次,每次 10～15 min,浸泡后可选择抗生素、强效糖皮质激素药膏联合使用,严重者可行封包治疗。另外有研究表明,外用 β 受体阻滞剂如噻吗洛尔,可能对靶向药物引起的甲沟炎、甲周肉芽肿有治疗作用。如果皮疹多发,疼痛明显,严重影响患者生活质量,或合并毛囊炎,可口服四环素类抗生素米诺环素。肿瘤靶向药物引起的甲周病变,一般无须停药或减少靶向药物治疗剂量,除非某些患者的甲周病变疼痛严重、对症治疗效果不佳、严重影响患者生活质量的可考虑减少靶向药物的治疗剂量。

五、临床病例

(一)阿法替尼治疗后出现的甲沟炎

肺癌患者,使用阿法替尼治疗后,出现拇指甲周围红肿、脓头和暗红色肉芽肿,疼痛明显,臀部下肢多发毛囊性斑丘疹、脓头(图 2-7A、B)。可见甲周红肿伴有脓肿,甲下肉芽肿、甲侧缘缺失。予以强力碘浸泡、多粘菌素 B 软膏外涂、米诺环素口服后,皮疹和症状较前明显改善(图 2-7C)。

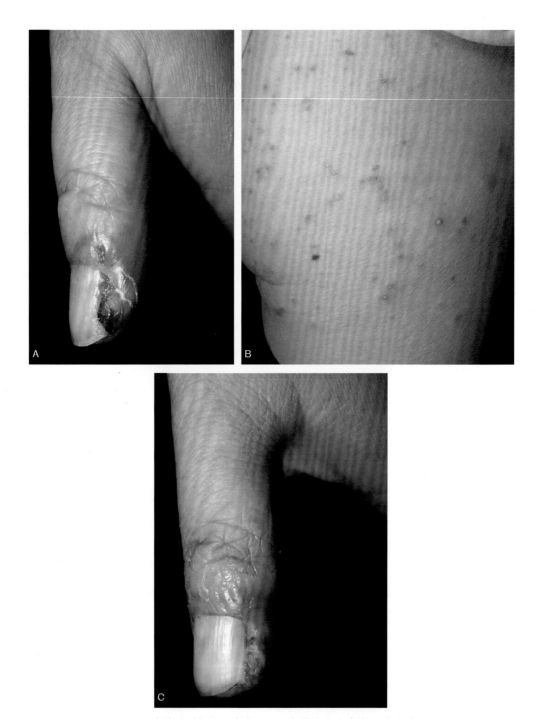

图 2-7　阿法替尼引起的甲沟炎、甲周肉芽肿和毛囊炎及治疗前后比较

注：患者拇指甲周（A）红肿、脓头和肉芽肿形成，臀部和下肢（B）多发红色斑丘疹和脓头；患者拇指甲周红肿、脓头和肉芽肿（A）经治疗后缓解（C）。

（二）西妥昔单抗治疗后出现的 PRIDE 综合征

肺癌患者，使用西妥昔单抗治疗后出现头面部多发毛囊性红色斑丘疹、脓头，多个手指甲周红肿、破溃和血痂，指甲粗糙，凹凸不平，头发和眉毛扭曲、粗糙和部分头发变成灰色，以及躯干皮肤的干燥瘙痒，即 PRIDE 综合征（图 2-8、图 2-9）。予以甲周聚维酮碘外用、夫西地酸外涂，口服米诺环素后，患者皮疹和症状较前明显改善。

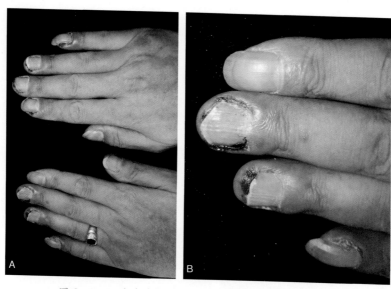

图 2-8　西妥昔单抗治疗后出现的甲沟炎和甲周肉芽肿

注：患者手指甲周红肿、破溃和渗血（A），指甲表面粗糙，凹凸不平（B）。

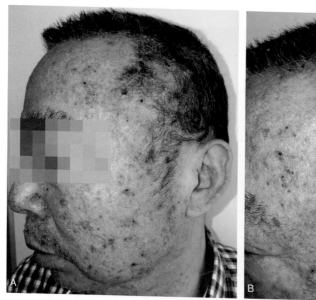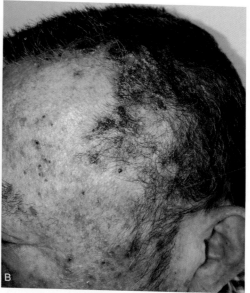

图 2-9　西妥昔单抗治疗后出现的头面部毛囊炎和毛发异常

注：患者面颊头皮多发红色斑丘疹、脓头、破溃和结痂（A），头发扭曲粗糙（B）。

（三）阿法替尼治疗后出现甲沟炎和甲周肉芽肿

肺癌患者，使用阿法替尼治疗后双侧姆趾甲周红肿、破溃、渗脓、血痂，以及肉芽肿形成，皮疹疼痛明显，影响患者生活及治疗（图 2-10）。患者头皮出现毛囊性红色斑丘疹，以及脱发（图 2-11）。予以甲周聚维酮碘外用、夫西地酸外涂，抗感染治疗后，予以局部糖皮质激素软膏外涂，皮疹明显好转。

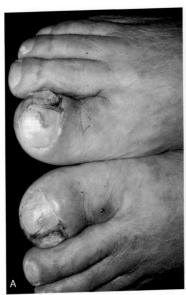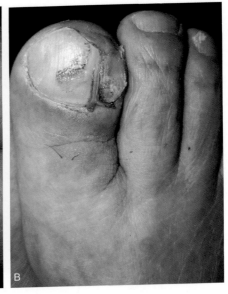

图 2-10　阿法替尼治疗后出现的甲沟炎和甲周肉芽肿

注：患者双侧姆趾甲周（A、B）红肿、肉芽肿形成，伴渗脓液和血痂，疼痛明显。

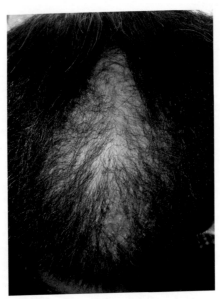

图 2-11　阿法替尼治疗后出现的头部毛囊炎和脱发

注：患者头皮可见毛囊性红色斑丘疹和脓头，伴脱发。

（四）西妥昔单抗治疗后出现甲沟炎和甲周肉芽肿

结肠癌肝转移患者，使用西妥昔单抗和卡培他滨治疗后，出现一系列皮肤反应，甲沟炎、甲周肉芽肿和毛囊炎：双手足多个指甲周围红肿、破溃、血痂，局部可见肉芽肿形成（图2-12）。甲沟炎和甲周肉芽肿疼痛，着力时明显，予以口服米诺环素，局部外用聚维酮碘后皮疹和症状缓解（图2-13）。

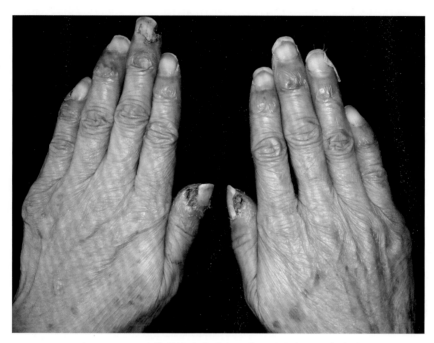

图2-12 西妥昔单抗治疗后出现的甲沟炎和甲周肉芽肿
注：患者多个指甲周围红肿、破溃及血痂，拇指甲周肉芽肿形成。

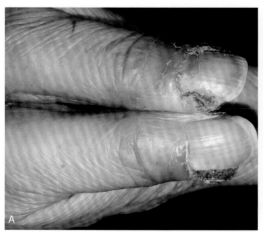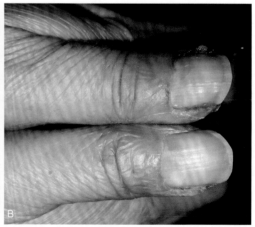

图2-13 甲沟炎和甲周肉芽肿治疗前(A)后(B)比较
注：患者甲周红肿、破溃和拇指甲周肉芽肿（A）经过治疗明显缓解（B）。

| 第三节 | 皮肤干燥

| 一、临床表现

皮肤干燥在很多肿瘤靶向药物的治疗中均可出现,表现为四肢、躯干、面部等部位的皮肤干燥,常有瘙痒,严重者可出现大理石纹样干燥,甚至皲裂,表现为乏脂性湿疹样的改变。冬季更加明显,老年患者多见。严重的皮肤干燥症可继发非特异性的斑丘疹、皮肤感染等。皮肤干燥症可以单独出现,也可和毛囊炎、毛发异常和甲沟炎等同时出现。

| 二、诱发药物

最易引起皮肤干燥的靶向药物为 EGFR 抑制剂,EGFR 抑制剂引起皮肤干燥的发病率为 30%～40%。在一些研究中,某些 EGFR 抑制剂引起皮肤干燥的发病率甚至接近 50%,例如,在一项关于帕尼单抗的临床观察中,发现其皮肤干燥的发病率达到 47%。其他如 *BCR/ABL* 酪氨酸激酶抑制剂、血管内皮生长因子受体(VEGFR)/血小板衍生生长因子受体(PDGFR)抑制剂、雷帕霉素靶点(mTOR)抑制剂、FGFR 抑制剂、丝裂原活化蛋白激酶(MEK)抑制剂等均可引起皮肤干燥。

| 三、可能的发病机制

EGFR 在表皮分化和稳态中发挥着重要作用。EGFR 抑制剂引起角质形成细胞凋亡、表皮分化失调,从而导致角质层异常、皮脂腺功能不足、皮肤屏障功能破坏、经皮失水分丢失增多,引起皮肤干燥。EGFR 抑制剂还可通过减少紧密蛋白-1(claudin-1)的表达而破坏皮肤屏障,引起皮肤干燥。VEGFR 抑制剂引起皮肤干燥的具体机制仍不明确,可能和其对血管生成的抑制有关。

| 四、治疗

皮肤干燥可继发一系列皮肤问题,严重影响患者的生活质量,但是目前在临床中缺乏关注。提高对皮肤干燥的关注度是治疗的关键。皮肤干燥的治疗以日常护理和对症治疗为主。在靶向药物治疗开始前,即可教育患者加强对皮肤的护理。教育患者日常选择温水淋浴,避免过热水和泡浴,首选温和的清洁剂和不含酒精的保湿剂。例如,凡士林或尿素软膏等。对于皲裂部位可行封包治疗，并注意避免继发感染。如继发湿疹或者非特异性斑丘疹者可局部使用糖皮质激素，继发感染者可局部使用抗生素软膏，伴有瘙痒者可选择口服抗组胺药物。

五、临床病例

（一）西妥昔单抗治疗后出现下肢皮肤干燥

肺癌患者，使用西妥昔单抗治疗后，出现双下肢皮肤干燥，伴有瘙痒和疼痛，洗澡后症状加重（图2-14）。予以尿素软膏外涂、维生素E口服，并对患者进行皮肤护理教育。但因患者未予重视、未规范用药，下肢皮疹逐渐增多，瘙痒加重。2周后复诊，查体见双下肢多发鱼鳞状干燥红斑、脱屑和毛囊性红色斑丘疹（图2-15）。对患者加强皮肤护理宣

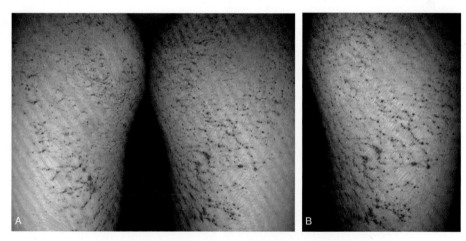

图2-14　西妥昔单抗治疗后出现的下肢皮肤干燥和毛囊炎

注：患者双下肢多发鱼鳞状、地图状红斑、干燥、脱屑（A）和毛囊性红色斑丘疹（B）。

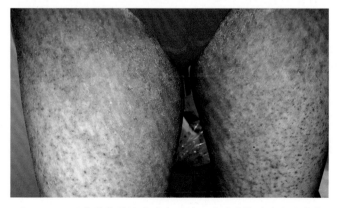

图2-15　西妥昔单抗治疗后出现的下肢乏脂性湿疹和毛囊炎

注：与图2-14同一患者，未规范治疗，2周后复诊双下肢大片弥漫性红斑、干燥、脱屑及密集粟米大小毛囊炎样丘疹。

教，予以尿素软膏、糖皮质激素类药膏外涂，米诺环素口服抗感染治疗后患者皮疹消退、症状明显改善。

（二）奥西替尼和贝伐珠单抗治疗后出现手足皮肤干燥、甲沟炎和甲周肉芽肿

肺癌患者，奥西替尼和贝伐珠单抗治疗后出现手足皮肤干燥伴脱屑，后续出现甲周红肿伴有脓肿、甲周肉芽肿（图2-16）。予以甲周聚维酮碘外用、复方多黏菌素B软膏外涂，干燥处尿素软膏外涂，口服米诺环素后，患者皮疹和症状较前明显改善。

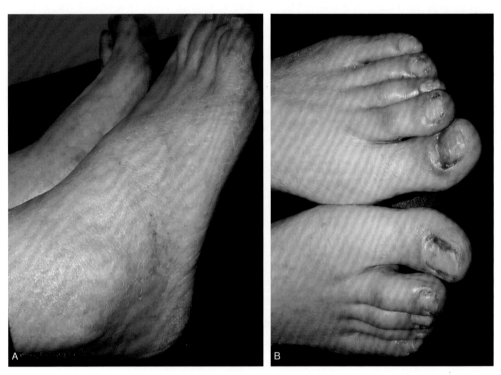

图2-16 奥西替尼和贝伐珠单抗治疗后出现的皮肤干燥、甲沟炎和甲周肉芽肿

注：患者足背和侧缘皮肤干燥伴脱屑（A），双足多个甲周红肿、肉芽肿形成，伴脓液、血痂和趾甲变形（B）。

（三）西妥昔单抗治疗后出现四肢、躯干皮肤干燥伴有毛囊炎样丘疹

结肠癌患者，西妥昔单抗治疗后，出现四肢、躯干皮肤干燥、脱屑，呈乏脂性湿疹样外观，伴有瘙痒，同时四肢、躯干散在分布毛囊炎样丘疹（图2-17）。对患者进行皮肤护理宣教，干燥处外涂尿素软膏，毛囊炎性丘疹处外涂糖皮质激素类药膏和抗生素软膏交替外涂，口服米诺环素后，患者皮疹和症状较前明显改善。

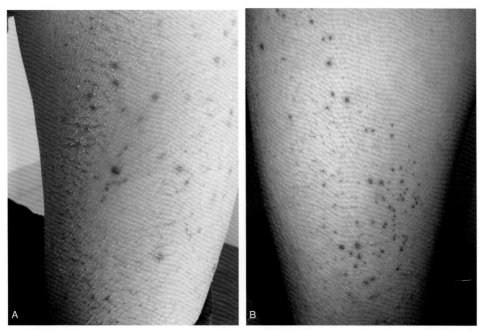

图 2-17　西妥昔单抗治疗后出现的下肢皮肤干燥和毛囊炎
注: 患者下肢鱼鳞状(A)、地图状红斑、皮肤干燥、脱屑伴毛囊炎性丘疹(B)。

第四节 | 甲损伤

一、临床表现

靶向药物和免疫治疗除了影响皮肤,也会累及皮肤的附属器。超过半数以上接受靶向药物治疗的患者有不同严重程度的甲损害,如甲分离、脆甲、甲凹点、甲变色及指甲生长速度缓慢,甚至有甲脱落。当累及甲皱襞可并发甲沟炎,甚至甲周化脓性肉芽肿。所有指趾甲都可以受累,尤以大拇指/踇趾最为明显。甲改变通常在开始用药后1~2个月内发生,用药6个月时会有明显表现。与皮肤损害相比,甲损害在停药后消退也比较缓慢,病程长,明显影响患者生活质量。

二、诱发药物

甲损害在多种靶向药物和免疫治疗药物常见。接受 EGFR 抑制剂治疗的患者可能出现甲沟炎、甲周化脓性肉芽肿,伴有明显疼痛和炎症,对日常生活影响大。应用多靶点酪氨酸激酶抑制剂(multi-target tyrosine kinase inhibitors,MKI)如索拉非尼,常发生甲碎裂出血。第 1 代 *BCR-ABL* 酪氨酸激酶抑制剂伊马替尼常出现扁平苔藓样反应,除了口腔黏膜可见网状条纹、口腔黏膜溃疡、糜烂和萎缩，也可出现甲损害及其他皮疹。依鲁替尼是一种 Bruton 酪氨酸激酶共价抑制剂，常用于慢性淋巴细胞白血病和细胞套膜淋巴瘤。23%～67%的患者可出现脆甲、裂甲和甲分离。选择性泛成 FGFR1 - 4 抑制剂是一类新型靶向治疗药物。35%以上的患者在开始治疗1～2个月后出现非常严重的甲不良反应，如甲分离、甲脱落和甲床浅表感染。

三、 可能的发病机制

目前，靶向药物引起甲损伤的机制不明。可能与皮肤及附属器毛发、指甲内的 EGFR、VEGFR 和 FGFR 等受体高表达有关，故容易成为各种靶向药物的作用目标。指甲生长时甲床表皮毛细血管可能会有些微损伤，VEGFR 抑制剂限制了这些毛细血管的正常生理修复过程。EGFR 抑制剂可以抑制基底层和角质形成细胞 EGFR 及其下游依赖 EGFR 的通路，导致表皮细胞分化和迁移的改变，抑制角质形成细胞增殖，诱导细胞凋亡，降低细胞存活率，使得甲周表皮变薄，甲板侧缘容易损伤皮肤，引起炎症反应继发感染。

四、 治疗

指/趾甲护理对预防药物引起的甲损害很重要。开始用药时即做好指/趾甲保护。使用防护手套，定期修剪指/趾甲，每天外用润肤剂，穿着舒适宽松的鞋子和棉袜，避免穿不合脚的鞋子。避免指/趾甲和甲床的反复摩擦、受到压力和不当外力，不要咬指甲或美甲，避免长时间接触水和潮湿环境。如果出现疼痛性甲分离和化脓性肉芽肿，应该积极治疗。化脓性肉芽肿继发感染可以口服米诺环素和局部外用聚维酮碘，炎症和继发感染控制后，再用物理方法如液氮破坏肉芽组织。局部外用糖皮质激素药膏、硝酸银制剂，或局部外用噻吗洛尔对甲周化脓性肉芽肿也有效果。急性炎症伴感染时，除了外用抗生素药膏，过氧化氢和碘溶液等也有助于治疗继发性感染。如果出现脓肿则需要切开引流。有些研究发现，补充生物素和甲壳素可以增强甲板的硬度，改善 EGFR 抑制剂造成的脆甲。

五、 临床病例

（一）厄洛替尼治疗后出现皮肤及甲损害

肺癌患者，应用厄洛替尼治疗后，双手拇指远端甲损害，头皮、颈后、四肢出现多发红色丘疹、脓疱（图 2 - 18）。

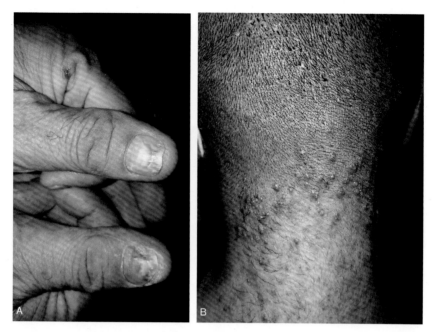

图 2-18　厄洛替尼治疗后出现的甲损害和毛囊炎

注：患者双手拇指甲板远端浑浊变形和粗糙（A），枕部头皮、颈后多发绿豆大小红色丘疹和脓疱（B）。

（二）卡博替尼治疗后出现皮肤及甲损害

肝恶性肿瘤术后患者，使用卡博替尼治疗后，双手指甲甲下出现红色皮疹，手足掌心水肿性红斑，伴压痛（图 2-19）。

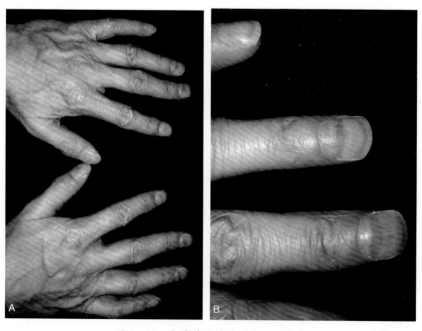

图 2-19　卡博替尼治疗后出现甲损害

注：患者双手多个指甲甲下出现边界宽的线状水肿性红斑（A），边缘锯齿状（B），伴压痛。

（三）培米加替尼治疗后出现的皮肤及甲损害

胆道恶性肿瘤切除术后患者，应用培米加替尼治疗 1 个月时，双手、足出现疼痛性水肿性红斑（图 2-20）及甲损害（图 2-21）。

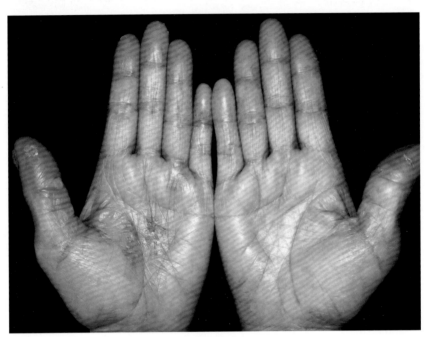

图 2-20　培米加替尼治疗后出现的手部多形红斑

注：患者双手掌心见红斑、糜烂和结痂，拇指腹水肿性红斑和角化性粗糙斑疹。

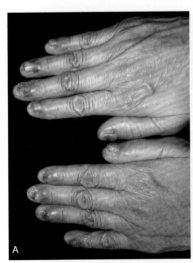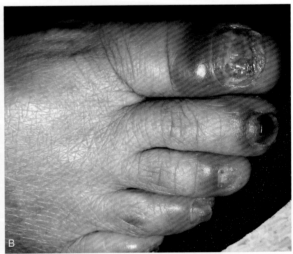

图 2-21　培米加替尼治疗后出现的甲损伤

注：患者双手（A）、足（B）多个指趾甲周红肿，远端糜烂破溃及表面脓苔，多个甲板色素沉着。

（四）卡培他滨联合卡瑞利珠单抗治疗后出现皮肤及甲损害

胆管恶性肿瘤术后患者，使用 PD-1 抑制剂卡瑞利珠单抗和卡培他滨治疗 2 个周期后，出现口唇黏膜糜烂，双手掌心、甲周出现皮疹及甲损害。临床上，观察到使用卡培他滨的患者伴有较多皮肤色素沉着。该患者可见甲周和手掌心色素沉着（图 2-22、图 2-23）。

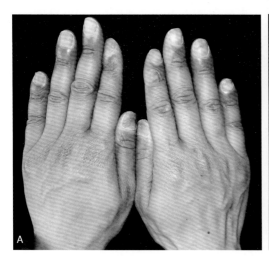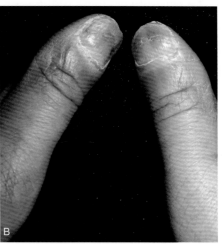

图 2-22　卡培他滨治疗后出现的甲损伤

注：双手甲周暗红色斑疹伴色素沉着（A），数个甲板远端表面粗糙、变形和脱屑（B）。

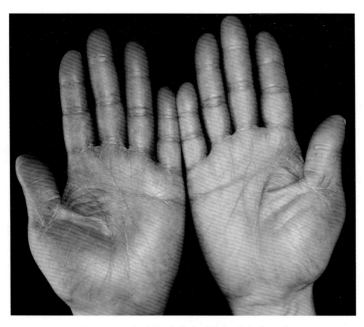

图 2-23　卡培他滨治疗后出现的色素沉着

注：患者双手掌心弥漫性潮红伴色素沉着，表面粗糙。

| 第五节 | 脱发和毛发异常

| 一、 临床表现

肿瘤靶向药物可引起脱发和毛发异常。大部分的脱发是非瘢痕性、可逆性的。少数药物会造成不可恢复的瘢痕性脱发,可能与毛囊破坏或毛囊继发感染有关。脱发的频率和严重程度取决于药物种类、剂量和使用频次,通常有剂量依赖性。头发的脱落可以表现为弥漫性或斑片状脱发,眉毛、睫毛、腋毛和阴毛等体毛也会被累及,但是发生脱落时间较晚,但恢复速度一般早于头发。

引起非瘢痕性脱发的药物主要影响毛球中的增殖细胞,不影响隆突中负责重启毛囊生长的静止干细胞。因此,脱发通常可以逆转。停药后几周,毛囊会恢复正常生长周期,3~6 个月内可明显看到再生的毛发。新生毛发可能会出现色素减退、毛干形态变化等。

部分肿瘤靶向药物如 EGFR 抑制剂可引起头发变硬、变粗和干枯样外观,并出现眉毛、睫毛、鼻毛和唇毛的增多、变长和弯曲。

| 二、 诱发药物

常见引起非瘢痕性脱发的靶向药物有,如 KIT/PDGFRA(platelet derived growth factor receptor alpha)抑制剂瑞普替尼,脱发比例高达 62%。VEGFR 抑制剂,如索拉非尼和瑞戈非尼等。BRAF 抑制剂,如维莫非尼和达拉非尼。*BCR/ABL* 抑制剂,如尼洛替尼、达沙替和伊马替尼。抑制刺猬因子(sonic hedgehog,SHH)信号传导的药物脱发发病率高,如维莫德吉的脱发发病率可达 56.9%。新型靶向药物细胞周期素依赖性激酶(cyclin-dependent kinase,CDK)抑制剂,如哌柏西利等与内分泌治疗药物芳香酶抑制剂联合使用会增加脱发概率。少部分靶向药物可引起伴有疼痛、感染的脱发性毛囊炎或瘢痕性脱发,如厄洛替尼等。

免疫检查点抑制剂如 CTLA-4 抑制剂、PD-1/PD-L1 抑制剂也可出现脱发,发病率低,为 1%~2%。在治疗开始后 3~6 个月出现。主要表现为局灶性或弥漫性的斑片性脱发,可累及头发、眉毛和胡须。病理学表现毛囊周围多数 $CD4^+$ T 细胞浸润,与斑秃的发病机制类似。

三、 可能的发病机制

不同的靶向药物涉及不同的作用机制和靶点。其对毛发的影响机制主要取决于该药物的作用分子靶点,如 SHH、EGFR 和 VEGFR 等信号通路都与毛发生理功能相关。除了脱发,还可能有毛发质地、密度、颜色和更新率的改变,如 EGFR 抑制剂促进终毛的分化,使得毛发增粗、增长。

免疫检查点抑制剂的作用主要是活化 T 细胞达到抗肿瘤的效用。表现为斑秃的病理学特征,毛囊失去免疫赦免,周围较多淋巴细胞浸润。免疫检查点抑制剂可以通过免疫相关不良反应影响某些器官障碍继发地引起脱发,如造成甲状腺功能异常而引起脱发,或是诱发某些自身免疫性疾病,如系统性红斑狼疮、皮肌炎、硬皮病和结节病样反应等,导致继发性瘢痕性脱发。

四、 治疗

用药前医师需和患者讨论脱发的可能性及提供备选治疗方案,减轻脱发造成患者心理障碍与影响生活质量。局部外用贝美前列素、米诺地尔或骨化三醇可以促进毛发生长,但是效果有限。日常用温和的洗发水清洁头皮,避免使用染发剂和发胶等。如患者伴有较为严重的毛囊炎,可能继发感染引起瘢痕性脱发,可予抗生素溶液局部湿敷,口服米诺环素,局部行发光二极管(LED)红蓝光物理治疗帮助改善。面部毛发增多、增长和增粗停药后可好转,或是通过修剪和激光除毛改善。

五、 临床病例

(一) 厄洛替尼治疗后出现毛发异常

肺癌患者,使用厄洛替尼治疗后,患者头皮出现弥漫性红斑、毛囊性斑丘疹、脓头和结痂,头发变细、变软并有部分脱落(图 2-24)。予以新霉素溶液湿敷,口服米诺环素后皮疹明显缓解。

(二) 奥西替尼治疗后出现毛发异常

肺癌患者,使用奥西替尼后,头皮出现多发红斑、毛囊性斑丘疹、脓头、脓液和结痂,头发因脓液和结痂聚集成束状发(图 2-25)。

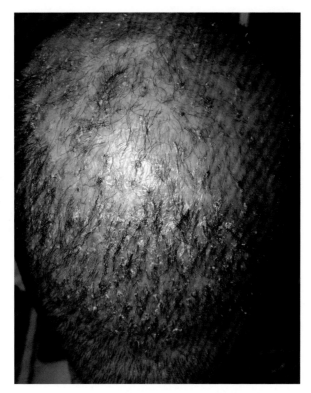

图 2-24　厄洛替尼治疗后引起的毛发异常

注：患者头皮弥漫红斑、毛囊性斑丘疹、脓头和脱发。

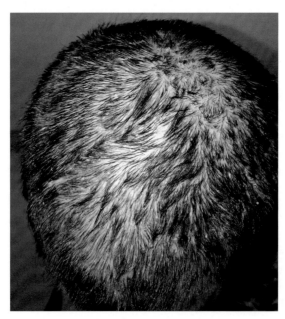

图 2-25　奥西替尼治疗后出现的毛发异常

注：患者头皮多发红斑、毛囊性斑丘疹、脓头、脓液、痂皮和束状发。

（三）西妥昔单抗治疗后出现毛发异常

直肠癌肝转移患者,使用西妥昔单抗和卡培他滨治疗后,患者头皮出现弥漫红斑、破溃、渗液渗脓、较厚黄色痂壳、束状发和局限性脱发(图 2 - 26)。予以新霉素溶液湿敷、LED 红蓝光物理治疗和口服米诺环素后,患者皮疹好转。

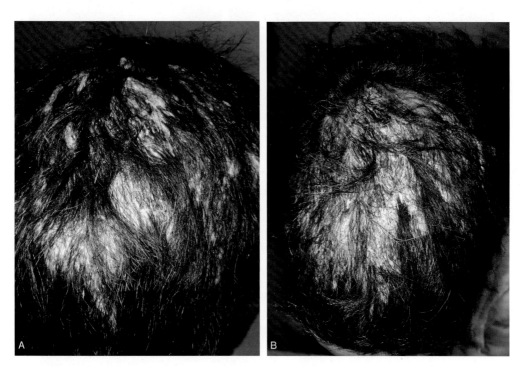

图 2 - 26　西妥昔单抗治疗后出现的毛发异常

注: 患者头皮多发红斑、破溃、渗脓和厚脓痂、束状发伴局限性脱发（A），治疗后皮疹好转（B）。

（四）吉非替尼治疗后出现毛发异常

女性肺癌患者,使用吉非替尼 1 年,头面部毛发异常 1 个月。查体发现:口周、鼻翼新生毳毛,毛发扭曲变硬;眉毛和睫毛变硬、变长和扭曲;头发变粗变硬(图 2 - 27)。

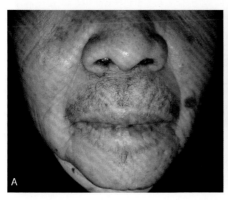
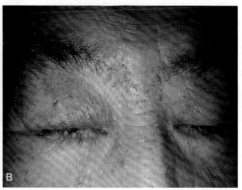

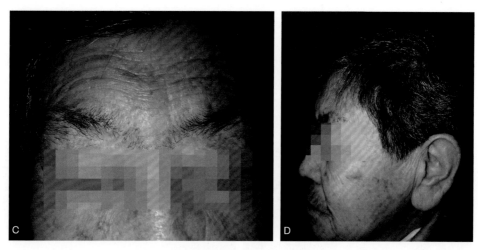

图 2-27　吉非替尼治疗后出现的毛发异常

注：A. 吉非替尼治疗后，女性患者口周和鼻翼新生唇毛和鼻毛，毛发弯曲，质地偏硬；B. 患者眉毛增多增粗和变硬，睫毛变长、扭曲和变硬；C、D. 患者眉毛增多、增粗和变硬，头发变粗、变硬和部分灰变。

（五）西妥昔单抗治疗后出现毛发异常

一女性结肠癌肝转移患者，使用西妥昔单抗注射液和卡培他滨治疗后，患者出现系列皮肤反应。毛发异常：面颊、口周、鼻翼新生毳毛，眉毛和睫毛变长、变硬和扭曲，头发变粗变硬和部分变灰色（图 2-28）；皮肤干燥：胸背腹部、四肢和双手掌指心皮肤干燥、粗

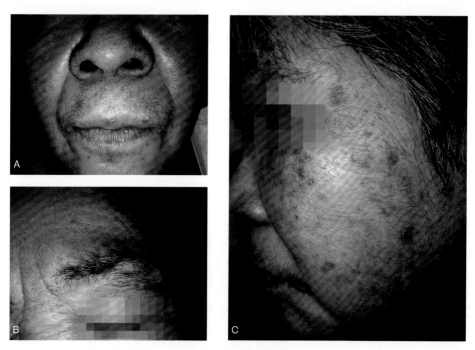

图 2-28　西妥昔单抗治疗后出现的毛发异常

注：A. 西妥昔单抗治疗后女性患者口周和鼻翼新生唇毛和鼻毛，毛发质地偏硬；B. 患者眉毛增多、变硬，睫毛变长和扭曲；C. 患者面颊出现较多新生毛发，多发粟粒大小毛囊性红色斑丘疹和脓头。

糙、鱼鳞状脱屑；甲沟炎、甲周肉芽肿和毛囊炎：双手足多个指甲周围红肿、破溃和血痂，局部可见肉芽肿形成，腰背下肢可见毛囊性红色斑丘疹，患者皮肤干燥瘙痒明显。综合患者特点符合 PRIDE 综合征，患者皮肤干燥严重影响患者生活，予以局部外用尿素软膏后明显改善。甲沟炎和甲周肉芽肿，皮疹疼痛，着力时明显，予以口服米诺环素，局部外用聚维酮碘后皮疹和症状缓解。

｜第六节｜手足皮肤反应

｜一、临床表现

好发于受压或摩擦部位，如指尖、指腹、手掌、跖前、蹬趾或足跟等。通常表现为水肿性红斑基础上角化过度性胼胝样皮损，部分表面蜡黄样颜色，严重者可以出现水疱、大疱、坏死、破溃、结痂和脱皮。后期表现为粗糙、角化过度和苔藓化改变。皮疹轻者仅局限于单个手足，重者多发并融合。皮疹疼痛明显，因好发于着力和摩擦部位，严重影响患者生活质量。手足皮肤反应和传统化疗药物如卡培他滨引起的手足综合征有所不同。后者最常见的特征是手掌和足底对称性弥漫性水肿和红斑，可能进展为水疱和坏死，伴表皮缺失和结痂，较少出现过度角化。

｜二、诱发药物

靶向药物中 VEGFR/PDGFR 抑制剂最易引起手足皮肤反应，包括索拉非尼、瑞戈非尼、舒尼替尼、仑伐替尼、阿西替尼和凡德他尼等。

｜三、可能的发病机制

VEGFR/PDGFR 抑制剂可靶向抑制参与肿瘤细胞增殖和血管生成过程的一些酪氨酸受体和酪氨酸激酶，包括 VEGFR、PDGFR、FGFR 和 RET，从而抑制肿瘤生长及血管生成。这类药物可引起皮肤血管通透性改变、小血管炎症和角质形成细胞坏死，导致手足皮肤反应的发生。使用该类药物的患者，临床上手足皮肤反应可合并其他部位的皮疹，如多形红斑。患者如联合使用 PD-1 或 PD-L1 抑制剂，除了手足皮肤反应，还会出现其他免疫相关皮肤不良反应。

四、治疗

治疗首先应做好患者教育:建议患者日常生活中可穿着宽松的鞋袜,避免较重的体力劳动和剧烈运动,以减少对手足的压迫及摩擦,并避免手足接触刺激性的药物和化学制剂。急性期水肿性红斑明显伴疼痛者可以局部外用糖皮质激素软膏,推荐强效糖皮质激素为主。如皮疹重、疼痛明显者,可以系统使用沙利度胺或糖皮质激素治疗,皮疹控制后改为外用糖皮质激素治疗。多磺酸黏多糖软膏可作为辅助治疗药物。如皮疹破溃则可进行局部抗生素溶液湿敷,并辅以外用抗生素软膏。慢性期皮肤干燥脱屑明显者,可局部加强润肤治疗,外用尿素软膏。对于疼痛明显患者,可使用非类固醇类抗炎药等对症抗炎止痛治疗。整体上来讲,规范合理的治疗可以明显帮助改善皮疹和症状,并不主张因为手足皮肤反应而停用基础的肿瘤治疗。

五、临床病例

(一)瑞戈非尼治疗后出现手足皮肤反应

结肠癌肝转移患者,使用瑞戈非尼后10 d,拇指腹、手指指间关节和掌指关节屈侧,足跟、跖前,足侧缘出现角化过度性胼胝样蜡黄色皮损,周边红晕,部分结痂脱皮,皮疹疼痛明显(图2-29)。

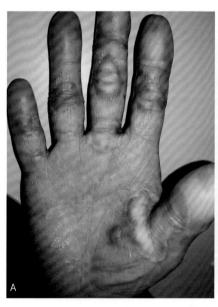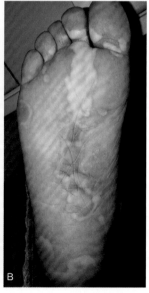

图2-29 瑞戈非尼治疗后出现的手足皮肤反应

注: 拇指腹、指间关节和掌指关节屈侧(A),足跟、跖前,足侧缘(B)着力处胼胝样蜡黄色皮损,周边水肿性红斑,部分结痂脱皮,压痛明显。

（二）索拉非尼治疗后出现手足皮肤反应

肝恶性肿瘤患者，使用索拉非尼后1个月。双手大小鱼际皮肤弥漫潮红，右手示指、中指远端指间关节，左手拇指和示指近端指间关节曲侧可见局限性水肿性红斑，表面蜡黄样改变，压痛明显（图2-30A、B）。足跟、跖前，足侧缘出现胼胝样蜡黄色疼痛性皮疹，部分足跟皮疹可见脓疱样改变，周边红晕（图2-30C、D）。

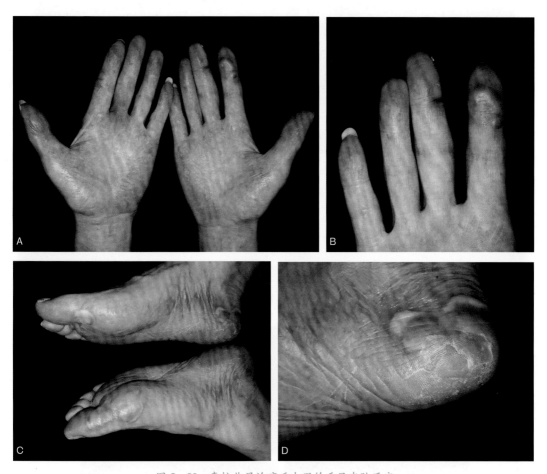

图2-30 索拉非尼治疗后出现的手足皮肤反应

注：A、B. 双手掌心水肿性红斑，手指腹蜡黄样水肿，表面粗糙，周边红晕，压痛明显；C、D. 患者足跟和跖前着力处胼胝样，蜡黄色水肿，周边红晕，伴水疱，结痂脱皮，压痛明显。

（三）索拉非尼治疗后出现手足皮肤反应

肝恶性肿瘤患者，使用索拉非尼后手足出现皮疹，局部外用糖皮质激素治疗后手足掌跖水肿性红斑改善，疼痛明显减轻，皮疹表现为陈旧性红斑，干燥、粗糙、结痂和脱皮（图2-31）。此时在外用糖皮质激素的基础上可加用尿素软膏等润肤剂加强保湿。

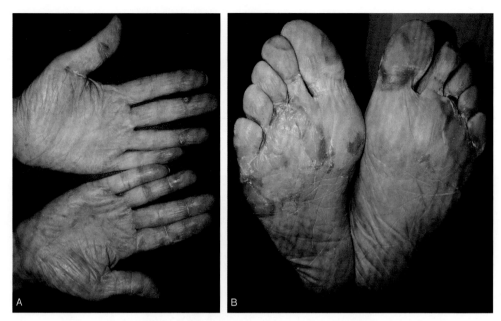

图 2-31　索拉非尼治疗后出现的手足皮肤反应

注：患者手(A)、足(B)掌面可见陈旧性红斑，干燥、粗糙、结痂和脱皮，压痛不明显。

（四）索拉非尼治疗后出现手足皮肤反应

肝恶性肿瘤患者，使用索拉非尼治疗后手足出现皮疹，皮疹后期表现为手、足摩擦部位的干燥、粗糙、角化过度、苔藓样变和脱屑(图 2-32)，疼痛不明显。

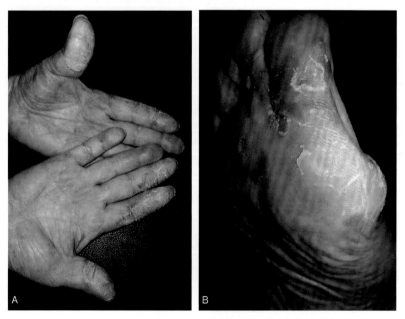

图 2-32　索拉非尼治疗后出现的手足皮肤反应

注：手(A)、足(B)摩擦部位的皮肤干燥、粗糙、角化过度、苔藓样变和脱屑。

（五）卡培他滨治疗后出现手足综合征

胆管癌患者，使用卡培他滨后手部出现皮疹，表现为双手掌指腹弥漫性潮红、粗糙，散在水疱（图2-33）。卡培他滨与靶向药物引起的手足皮肤反应不同，后者一般皮疹局限于手足摩擦部位，前者为弥漫性皮疹；皮疹类型后者为疼痛性水肿性红斑伴胼胝样角化过度，甚者有水疱和坏死，前者多为弥漫性潮红、粗糙和脱屑。

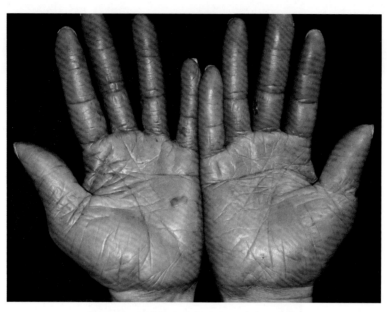

图2-33　卡培他滨治疗后出现的手足综合征
注：双手掌指腹弥漫性潮红、暗紫红色、干燥、粗糙和苔藓化。

（六）索拉非尼和PD-1抑制剂联合使用后出现手足皮肤反应和多形红斑

肿瘤靶向药物和免疫检查点抑制剂联用治疗肿瘤越来越普遍，诱发的皮肤损伤较单用一种药物更为复杂多样。肝恶性肿瘤患者使用索拉非尼和PD-1抑制剂后，手足摩擦部位出现疼痛性水肿性红斑，在足底红斑基础上可见蜡黄状胼胝样改变。同时患者胸背腹部出现多发性钱币大小水肿性红斑，融合成片，瘙痒明显（图2-34、图2-35）。此时，我们需要判断具体皮疹由哪种药物引起，方便后续的进一步诊疗。综合判断，手足部皮疹为索拉非尼引起，躯干多形红斑样皮疹为PD-1抑制剂引起。

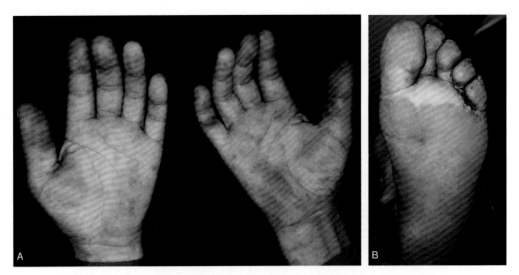

图 2-34　索拉非尼治疗后出现的手足皮肤反应

注：手(A)、足(B)摩擦部位水肿性红斑，蜡黄色水肿性斑块，伴压痛。

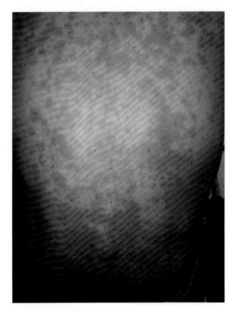

图 2-35　PD-1 抑制剂治疗后出现的多形红斑

注：肩背腰部多发水肿性红斑，融合成片。

| 第七节 | 多形红斑

| 一、 临床表现

多形红斑皮疹呈多形性，可有红斑、丘疹、水疱、大疱、糜烂和渗出等。特征性损害为靶形损害,即虹膜样皮疹。依据皮损范围分局限型多形红斑和泛发型多形红斑两类。局限型多形红斑受累部位局限,通常仅累及四肢末端。泛发型多形红斑发病率较低,包括Stevens-Johnson 综合征(Stevens-Johnson syndrome,SJS)及中毒性表皮坏死松解症(toxic epidermal necrolysis,TEN)。

SJS 患者多表现为在原有多形红斑皮损基础上出现水疱、大疱、糜烂和渗出,并可累及口、眼和外阴黏膜等部位,可伴瘙痒或剧烈疼痛,TEN 的皮疹特点是皮损迅速发展为弥漫性紫红或暗红色斑片,并迅速波及全身,在红斑处出现大小不等的松弛性水疱、大疱和表皮松解,尼氏征阳性,稍受外力即可形成糜烂面,甚至有表皮剥脱,伴大量渗出,如烫伤样外观,触痛明显。口腔、眼、呼吸道和胃肠道黏膜均可累及。严重者可伴有发热、高热和萎靡等全身症状及内脏器官受累。

二、诱发药物

靶向药物中针对 VEGFR/PDGFR 的抑制剂如索拉非尼、舒尼替尼和凡德他尼;针对 *BCR/ABL* 融合蛋白的抑制剂如依马替尼;针对 EGFR 的抑制剂如厄洛替尼和阿法替尼等均可导致多形红斑,甚至发生 SJS/TEN。而当靶向药物联合 PD-1 抑制剂时出现多形红斑可能更加严重,皮疹也会更加复杂。

三、可能的发病机制

以上小分子激酶抑制剂可通过抑制 VEGFR、PDGFR 等参与的多种激酶途径,在个体遗传易感性的基础上,通过 CD8$^+$ 细胞毒性 T 细胞的直接杀伤作用及 TNF-α、穿孔素和颗粒酶等多种细胞因子介导的细胞毒性效应,导致角质形成细胞的凋亡、坏死,甚至广泛凋亡,继而导致表皮真皮分离。

四、治疗

对于局限型多形红斑应尽量减少对皮疹的压迫及摩擦,红斑和丘疹处可以局部外用糖皮质激素软膏,水疱、大疱、糜烂和渗出处则可进行局部抗生素溶液湿敷。亦可给予口服抗组胺药、维生素 C 或沙利度胺,必要时可短期系统应用糖皮质激素治疗。

对于泛发型多形红斑患者,应按重症药疹治疗。皮肤外用药物治疗的原则同局限型多形红斑,对于口腔黏膜受累患者,应注意清洁,促进愈合,防止粘连和继发感染的发生。系统足量使用糖皮质激素为首选治疗方式,病情控制后逐渐减量。重症者需要静脉滴注丙种球蛋白冲击治疗,和/或联合环孢素治疗。加强支持治疗包括维持水、电解质平衡,加强皮肤黏膜护理、营养支持及控制疼痛等。泛发型多形红斑患者应充分评估肿瘤靶向药物治疗的获益和风险,再决定停药、减量或换药。

五、 临床病例

(一) 仑伐替尼治疗后出现局限型多形红斑

肝恶性肿瘤患者,使用仑伐替尼1周后,阴囊和臀部出现疼痛性大片水肿性红斑,并有糜烂、渗液、坏死和结痂,患者同时出现手足摩擦部位的手足皮肤反应样水肿性红斑,疼痛明显。局部外用糖皮质激素乳膏,口服沙利度胺治疗后皮疹和症状好转(图2-36、图2-37)。

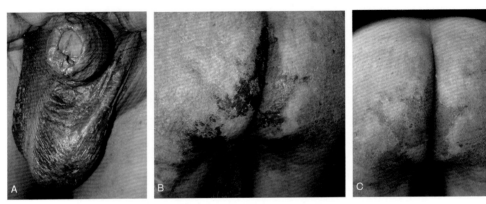

图 2-36　仑伐替尼治疗后出现的多形红斑

注: 阴囊(A)和臀部(B)水肿性红斑、糜烂、坏死和结痂,经过治疗后皮疹明显好转(C)。

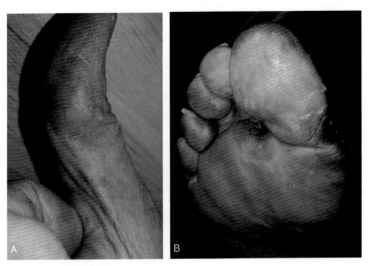

图 2-37　仑伐替尼治疗后出现的手足皮肤反应

注: 患者手(A)、足(B)指趾腹蜡黄色水肿性红斑、深在水疱,表面角化过度和结痂,压痛明显。

（二）阿法替尼治疗后出现局限型多形红斑

肺癌患者使用阿法替尼后，单侧手掌指腹和手背出现黄豆大小水肿性红斑，靶形改变，部分中央有坏死结痂，周边簇集样假水疱样改变，质硬（图2-38）。皮疹疼痛，刺痛，初始拟按病毒感染行抗病毒治疗无效，后按多形红斑局部外用糖皮质激素软膏后好转。

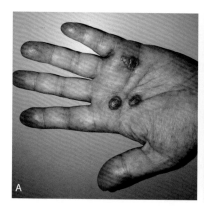
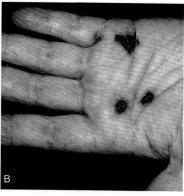

图2-38　阿法替尼治疗后出现的多形红斑

注：患者手掌心水肿性红斑，靶向改变，周边假水疱样改变，质硬伴疼痛（A），治疗后皮疹明显好转（B）。

（三）索拉非尼治疗后出现泛发型多形红斑

肝恶性肿瘤患者，使用索拉非尼治疗2周，躯干四肢出现泛发水肿性红斑、斑疹，融合成斑片，部分成环，中央消退，周边少许脱屑，瘙痒明显（图2-39）。予以系统糖皮质激素抗组胺、抗炎和外用糖皮质激素软膏后皮疹明显好转。

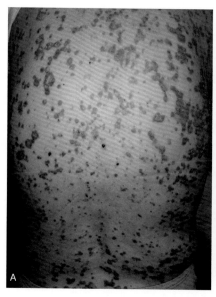
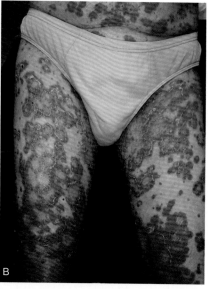

图2-39　索拉非尼治疗后出现的泛发型多形红斑

注：患者躯干（A）、四肢（B）泛发水肿性红斑、融合性斑块和脱屑。

| 第八节 | 皮肤溃疡

| 一、 临床表现

肿瘤靶向药物所致皮肤溃疡的发病率一般较低。可表现为四肢和躯干等部位的大小形态不一的溃疡；溃疡亦可出现于手术切口或萎缩纹基础上，相对不易愈合；还可表现为疼痛性的潜行溃疡，这是靶向药物所致坏疽性脓皮病的表现之一；出现在受压、摩擦部位和痤疮样皮疹基础上的压疮样皮肤溃疡亦有报道。

| 二、 诱发药物

常见的导致皮肤溃疡的靶向药物包括靶向于 VEGF/VEGFR 的药物，如舒尼替尼、帕唑帕尼、阿柏西普和贝伐珠单抗等；EGFR 抑制剂，如吉非替尼；BCR/ABL 融合蛋白抑制剂，如依马替尼；BTK 抑制剂，如伊布替尼；BRAF/MERK 抑制剂，如达拉非尼和曲美替尼等。靶向药与免疫检查点抑制剂联合使用，或单独使用免疫检查点抑制剂亦可导致皮肤溃疡的发生。

| 三、 可能的发病机制

包括 EGFR、VEGFR、Raf、PDGFR 在内的多条信号转导通路与细胞的增殖、凋亡及血管的生成与修复等过程密切相关。EGFR 抑制剂可导致角质形成细胞凋亡、皮肤变薄及表皮剥脱；VEGF/VEGFR 抑制剂及 Raf、PDGFR 抑制剂可抑制血管内皮细胞增殖，促进血管内皮细胞及角质形成细胞凋亡；VEGF/VEGFR 抑制剂尚可导致血管及微血管内血栓形成、血管通透性改变。溃疡形成可能与上述靶向药物通过抑制以上多种血管生成及细胞增殖相关的激酶途径，影响血管内皮细胞存活、血管修复以及角质形成细胞凋亡，进而导致局部皮肤组织缺血坏死有关。

| 四、 治疗

肿瘤靶向药物所致的皮肤溃疡初始常为无菌性溃疡，避免溃疡部位的压迫及摩擦，一般可于停药数周后自行愈合；但较深的溃疡易发生继发感染，需要积极干预和治疗。在常规清创换药的基础上，外用药物可选择含有抗生素的溶液湿敷、收敛促进愈合的药物如氧化锌糊剂等。系统治疗的主要目的在于抗炎,可选择口服沙利度胺和四环素类抗生素。如红肿热痛和脓液明显,可进一步完善病原学检查,系统应用敏感抗生素抗感染治疗。

五、 临床病例

(一)吉非替尼治疗后出现皮肤溃疡

肺癌患者,使用吉非替尼后,胸腹部、腋下和腹股沟出现多发皮肤红斑和溃疡,以及较厚结痂,疼痛明显。局部皮肤组织活检排除肿瘤对皮肤的侵犯后,考虑靶向药物引起的皮肤溃疡,但考虑患者肿瘤靶向药物治疗的重要性,并未建议吉非替尼的停用和减量。予以沙利度胺和美满霉素口服,局部新霉素溶液湿敷,外涂氧化锌治疗后,患者溃疡明显好转,疼痛明显减轻,溃疡逐渐愈合(图2-40、图2-41)。

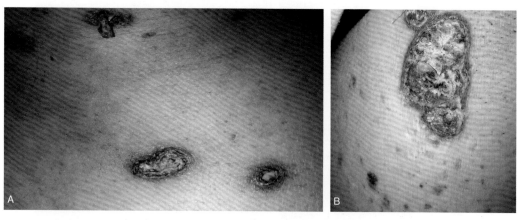

图2-40 吉非替尼治疗后出现皮肤溃疡

注: 患者胸部(A)和腋下(B)可见多发圆形和类圆形红斑、溃疡和结痂。

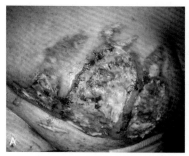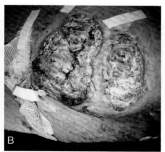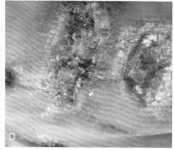

图2-41 吉非替尼治疗后出现皮肤溃疡治疗前后变化

注:腹部较大溃疡结痂(A),表面较厚痂壳(B),治疗后(C)溃疡逐渐愈合。

（二）仑伐替尼与 PD-1 抑制剂联合治疗后出现皮肤溃疡

肝恶性肿瘤患者,使用仑伐替尼与 PD-1 抑制剂联合治疗后,右侧下肢出现水肿性红斑继而皮肤溃疡,溃疡逐渐扩大,周边红肿明显伴渗脓,疼痛明显,患者需服用止痛药。患者自行外用中药外敷,皮疹无明显好转。综合分析仑伐替尼引起皮肤溃疡可能性大,给予抗感染治疗的基础上,局部湿敷新霉素溶液,外涂氧化锌治疗,口服沙利度胺后,患者溃疡明显好转,疼痛明显减轻(图 2-42)。

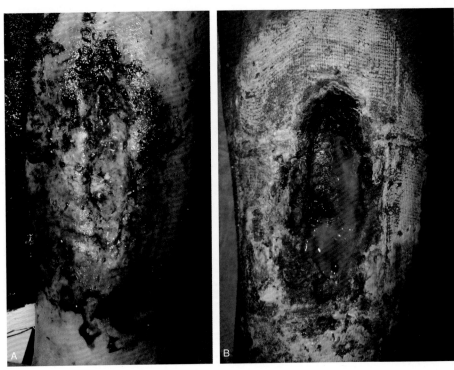

图 2-42　仑伐替尼与 PD-1 抑制剂治疗后出现的皮肤溃疡治疗前后变化
注: 患者胫前(A)较大溃疡和脓苔,周边红肿,压痛明显;治疗后(B)溃疡明显好转,疼痛减轻。

（三）仑伐替尼与 PD-1 抑制剂联合治疗后出现皮肤溃疡

肝恶性肿瘤患者,使用仑伐替尼与 PD-1 抑制剂联合治疗后,躯干四肢出现散在红色斑丘疹和结节,左侧下肢屈侧红肿基础上较大溃疡和结痂,周边出现新发结节和潜行性溃疡,足趾糜烂渗液,疼痛明显。在给予抗感染治疗的基础上,局部予以新霉素溶液湿敷,外涂氧化锌治疗,口服沙利度胺后,患者红肿减轻,溃疡愈合,疼痛明显减轻(图 2-43)。

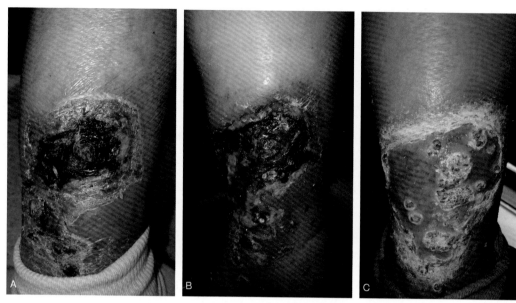

图 2-43 仑伐替尼与 PD-1 抑制剂治疗后出现的皮肤溃疡治疗前后变化

注：下肢屈侧红肿基础上较大溃疡和结痂（A），周边出现新发结节和潜行性溃疡（B），经治疗后（C）皮疹明显好转。

|第九节| 伊马替尼相关皮肤损害

| 一、 临床表现

伊马替尼（imatinib）是一种信号转导调节剂，可选择性地抑制酪氨酸酶家族，包括 BCR-ABL、c-kit、c-fm、zeta-chain 相关蛋白激酶 70，以及 PDGFR，临床上常用于治疗费城染色体阳性慢性粒系白血病及 CD117 阳性的胃肠道间质瘤等。其不良反应多样，常见皮肤水肿、红斑、脱屑、银屑病样皮疹、色素沉着和瘙痒，发病率在 10%～34%。大部分患者在治疗 3 个月内发生，皮疹的发病率和严重程度与药物剂量有关。

| 二、 可能的发病机制

具体发病机制不明。伊马替尼对血管中 PDGFR 有直接抑制作用并可促进毛细血管内液体往真皮细胞间质运输，促使真皮细胞间质液体压力增高，从而导致皮肤水肿、红斑和脱屑。另一方面，伊马替尼也可影响细胞因子的产生和 T 细胞的增殖，参与银屑病样皮损的发病。也有人认为是皮肤中 c-kit 蛋白被阻断，c-kit 广泛表达于皮肤基底细胞、黑色素细胞、乳腺上皮细胞、肥大细胞等，c-kit 及其配体在黑色素生成、黑色素细胞稳态发挥重要作用。另外，嗜酸性粒细胞也参与炎症反应，有皮肤反应的患者外周血嗜酸性粒细胞高于无反应者,且嗜酸性粒细胞比例与皮损严重程度呈正相关。

三、临床表现

1. 水肿和皮肤脆性增加　约有半数的患者出现皮肤水肿,好发于双下肢及眶周,皮肤轻微外力摩擦或创伤即会发生皮下出血、撕裂和破溃。

2. 色素障碍　41%的用药患者皮肤或毛发出现局部或泛发的色素减退,3.6%的患者有色素沉着。一般为治疗开始后1周逐渐发生。

3. 苔癣样皮炎　一般在使用伊马替尼半年内出现,有剂量效应。可有掌跖角化过度、指甲营养不良、甲下角化不良、口唇黏膜红斑糜烂和颊黏膜见网状病变。皮损活检病理学类似扁平苔癣表现。

4. 银屑病样皮疹　伊马替尼可使银屑病患者皮疹复发或加重,也可诱发既往无银屑病史的患者出现银屑病样皮疹及银屑病甲,包括鳞屑性丘疹、红斑、掌跖疼痛性红斑、甲营养不良、甲凹点、甲分离和甲下角化过度等。皮损活检病理学结果符合银屑病表现。

5. 水疱　患者出现眶周、胫前水肿伴发口腔和双下肢水疱,一般尼氏征阴性,可有刺痛感。查外周血自身抗体阴性,皮损活检示表皮下大疱,免疫荧光 IgA、IgG、IgM、C3 染色在角质形成细胞间及基底膜皆阴性。伊马替尼减量或停用皮疹可好转,增量则加重。

6. 毛囊炎　有病例报道伊马替尼增量至 600 mg/d,面部出现多发脓疱,活检示无菌性中性粒细胞性脓疱。

7. 重症药疹　部分患者用药后可出现 SJS、伴嗜酸性粒细胞增多和系统症状的药疹(drug rash with eosinophilia and systemic symptoms,DRESS)、急性泛发性发疹型脓疱病(acute generalized exanthematous pustular dermatitis,AGEPD)、剥脱性皮炎,特别是剂量达到 600～1 000 mg/d。

8. 其他　如 Sweet 综合征、光敏感、甲坏死及脱发等表现。

四、治疗

皮肤水肿、脆性增加或水疱形成时,减少伊马替尼用量症状可好转,适当使用利尿剂也可改善症状。皮肤色素沉着或色素减退停药会逐渐恢复,复用又会再发。苔癣样皮炎黏膜损害外用糖皮质激素效果并不明显,可以系统使用糖皮质激素或小剂量维 A 酸药物。银屑病样皮疹治疗原则同银屑病,可外用卡泊三醇、激素药膏及 NB-UVB 光疗。

虽然银屑病治疗一般不系统使用糖皮质激素,但是靶向药物或免疫检查点抑制剂药物引起的重症银屑病样皮疹可以适量应用。如皮疹好转,可先复用低剂量伊马替尼,再逐渐增量。

对药疹重症者必须及时停止伊马替尼治疗,并系统应用糖皮质激素、抗组胺药物等。重症药疹好转后再用伊马替尼容易复发。

五、 临床病例

(一) 伊马替尼治疗后出现增生样皮疹

小肠间质瘤患者,使用伊马替尼治疗后双手背出现红色斑丘疹,可融合成斑块,表面角化过度明显、粗糙、脱屑、痂皮、皲裂和苔癣化(图2-44)。予外用糖皮质激素软膏和尿素软膏后皮疹缓解。

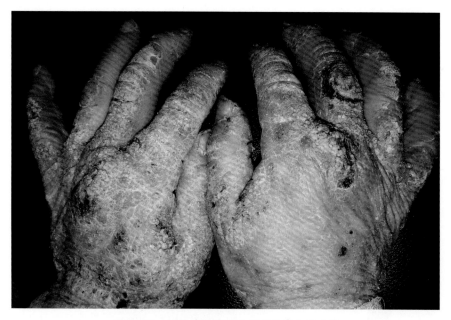

图2-44　伊马替尼治疗后出现的增生样皮疹

注: 患者双手背、手指伸侧见多发红色丘疹、融合性肥厚性斑块,表面粗糙、苔癣化、角化过度、脱屑和皲裂。

(二) 伊马替尼治疗后出现银屑病样皮疹病例一

患者胃肠道间质瘤术后,使用伊马替尼治疗。患者既往有银屑病病病史,头皮、躯干和四肢出现多发红色斑丘疹、斑块,表面白色鳞屑(图2-45)。综合病史和临床表现考虑银屑病,予局部外用糖皮激素软膏后皮疹缓解。

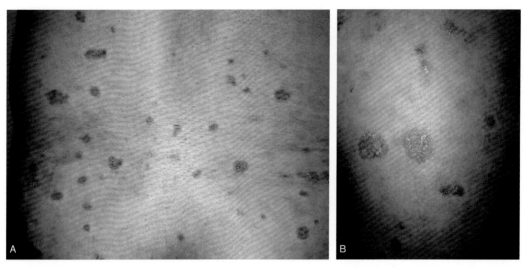

图 2-45　伊马替尼治疗后出现的银屑病样皮疹(1)

注：患者躯干多发黄豆到指甲大小红色斑丘疹，斑块，表面少许脱屑(A)；局部皮疹放大可见红色斑丘疹和斑块，红斑上可见白色鳞屑，刮去鳞屑可见透明薄膜和点状出血(B)。

（三）伊马替尼治疗后出现银屑病样皮疹病例二

小肠间质瘤术后患者，使用伊马替尼治疗，头面颈部、躯干和四肢出现红色斑丘疹、斑块、表面鳞屑、痂皮和双手掌角化过度(图2-46)。予以糖皮质素软膏和尿素软膏外用后皮疹缓解。

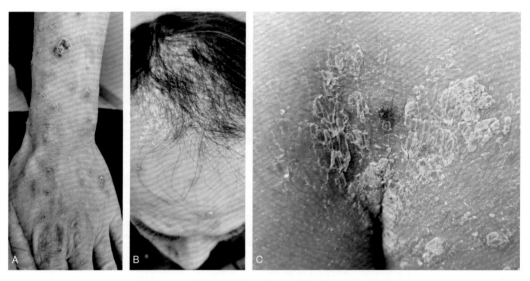

图 2-46　伊马替尼治疗后出现的银屑病样皮疹(2)

注：患者头面部、四肢伸侧见多发红色斑丘疹、斑块，表面白色鳞屑(A、B)；骶尾部见红色斑丘疹、斑块，表面较厚白色鳞屑(C)。

（四）伊马替尼治疗后出现银屑病样皮疹病例三

胃肠间质瘤术后患者，使用伊马替尼治疗3个月，头皮、躯干和四肢出现多发红色斑丘疹、斑块、干燥、粗糙和苔藓化（图2-47）。予以糖皮质激素软膏和尿素软膏治疗后皮疹缓解。

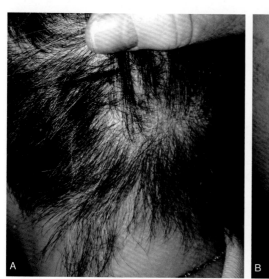
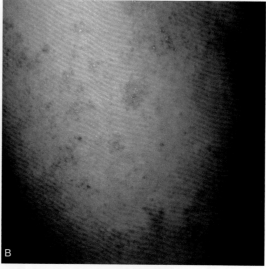
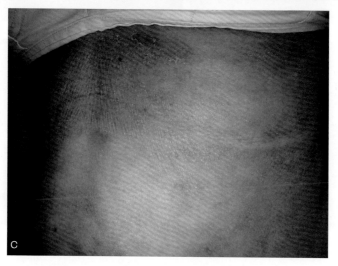

图2-47　伊马替尼治疗后出现的银屑病样皮疹(3)

注：患者枕后头皮可见红斑、斑块，表面少许鳞屑（A）；腰背部多发红色斑丘疹、斑块，表面少许白色鳞屑（B）；胸腹部见片状红斑、浸润性斑块、表面粗糙、苔藓化及白色鳞屑（C）。

（五）伊马替尼治疗后出现甲损伤

小肠间质瘤术后患者，使用伊马替尼后出现双侧手、足指趾甲损害，甲表面鱼鳞状角化、分离和粗糙，无明显痒痛感（图2-48）。

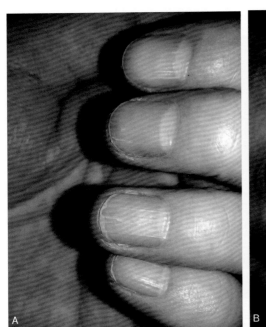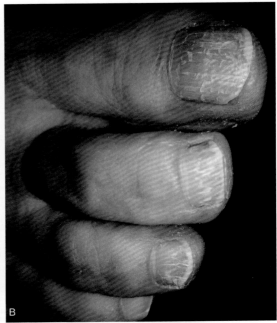

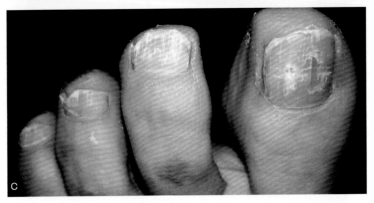

图2-48 伊马替尼治疗后出现的甲损伤

注：患者双手（A）、足（B、C）指趾甲出现纵纹、脆甲，甲表面粗糙、角化和分离。

第三章　免疫相关皮肤不良反应

| 第一节 | 银屑病

| 一、临床表现

银屑病是一种遗传背景下免疫介导的、多种环境因素（如外伤、感染、药物等）诱发的免疫炎症性疾病。银屑病的典型表现为红色斑片、斑块和白色鳞屑，分别对应组织学上靠近表皮的毛细血管扩张充血、表皮棘层肥厚和淋巴细胞浸润，以及角化过度和角化不全。刮去白色鳞屑，可见透明薄膜和以点状出血为特征的 Auspitz 征。这是由于真皮乳头上部变薄和乳头内血管扩张充血所致。根据银屑病的临床特征，可分为寻常型、关节病型、脓疱型及红皮病型 4 种类型。

（一）寻常型银屑病

初起皮疹为红色丘疹或斑丘疹，逐渐扩展成为边界清楚的红色斑块。可呈多种形态（如点滴状、斑块状、钱币状、地图状和蛎壳状等），上覆厚层白色鳞屑，刮去白色鳞屑可见淡红色发光半透明薄膜，并可观察到点状出血的 Auspitz 征。皮损可发生于全身各处，但以四肢伸侧和骶尾部最为常见。

寻常型银屑病根据病情发展可分为 3 期：①进行期：旧皮损未消退，新皮损不断出现，皮损炎症明显，周围可有红晕，鳞屑较厚，针刺、搔抓可导致受损部位出现典型银屑病皮损，称为同形反应。②静止期：皮损稳定，无新皮损出现，炎症较轻，鳞屑较多。③退行期：皮损缩小或变平，炎症基本消退，遗留色素减退或色素沉着斑。

（二）关节病型银屑病

除皮损外，可出现关节病变，后者与皮损可同时或先后出现，任何关节均可受累，包括肘膝大关节，指、趾小关节、脊椎及骶髂关节，其中以远端指、趾关节最为常见。可表现为关节肿胀和疼痛，活动受限，严重者出现关节畸形，呈进行性发展，但检测类风湿因子常阴性。X 线表现为软骨关节消失、骨质疏松、关节腔狭窄伴不同程度的关节侵蚀和软组织肿胀。

（三）脓疱型银屑病

分为泛发性和局限性两种。泛发性脓疱型银屑病常急性起病，起初为针尖至粟粒大小、淡黄色或黄白色的无菌性小脓疱，可融合成片状脓湖，皮损可迅速发展至全身，伴有肿胀和疼痛感。亦可形成环状炎症斑块。活动的皮损边缘有脓疱，然后脱屑，皮损呈离心性扩散，中间慢慢愈合，1～2周后脓疱干燥、结痂，但也可呈周期性发作。掌跖脓疱病以掌跖部位成批出现黄褐色无菌性小脓疱为特征，1～2周后脓疱破裂、结痂、脱屑，新脓疱又可在鳞屑下出现，时轻时重。

（四）红皮病型银屑病

表现为全身皮肤弥漫性潮红、浸润肿胀并伴有大量的糠状鳞屑，其间可有片状正常皮肤，可伴有全身症状，如发热、表浅淋巴结肿大等。病程长，易复发。

免疫检查点抑制剂引起的银屑病绝大部分符合银屑病的临床特点，部分患者可同时出现多类皮疹，如伴有湿疹样改变、扁平苔癣样改变，皮报处病理学表现也不一定完全符合银屑病的改变，但整体上更倾向于银屑病。因此，诊断时用"银屑病样"病名更为科学。这也反应出免疫检查点抑制剂诱发皮肤病的复杂性，以及深入研究的必要性。

二、诱发药物

免疫检查点抑制剂（如 PD-1、PD-L1 及 CTLA-4 单抗）是最易引起银屑病样皮疹的药物，常见的有纳武单抗、派姆单抗、阿特珠单抗、伊匹单抗等。伊马替尼也可诱发和加重银屑病样皮疹，此部分在第二章第九节中进行论述。此外，临床上免疫检查点抑制剂和靶向药物常常联合使用，但银屑病由免疫检查点抑制剂引起的概率更高。

三、可能的发病机制

目前研究认为，银屑病是携带易感基因的个体在环境因素诱导下发病。在发病初始阶段，受到刺激的角质形成细胞释放自体 DNA 和 RNA。其与抗菌肽 LL37 形成复合体，然后通过浆细胞样树突细胞诱导产生干扰素-α（IFN-α），从而激活真皮的树突细胞（dentritic cells，dDCs）。角质形成细胞来源的 IL-1β、IL-6 也参与 dDCs 的激活。活化的 dDCs 迁移至淋巴结，并通过分泌不同类型的细胞因子，诱导 T 细胞分化为辅助性 T 细胞 1（Th1 细胞）、辅助性 T 细胞 17（Th17 细胞）和辅助性 T 细胞 22（Th22 细胞）。Th1 细胞释放 IFN-γ 和 TNF-α 作用于角质形成细胞和 dDCs，从而进一步加重炎症。Th17 细胞分泌的 IL-17A 和 IL-17F 可刺激角质形成细胞增殖。CTLA4 和 PD-1 都是表达在 T 细胞表面的受体,它们通过多种机制负向调节效应 T 细胞反应。CTLA4 与其配体结合后可以降低 T 细胞激活所需的放大信号,并且能抑制 T 细胞扩增。PD-1 与其配体结合时将诱导 T 细胞耗竭、凋亡,且 PD-1 能够促进调节性 T 细胞的抑制功能。因此,CTLA4 抑制剂或 PD-1 抑制剂会抑制 CTLA4 或 PD-1,使其无法正常发挥抑制 T 细胞的效应,从而诱导效应 T 细胞,如 Th1 及 Th17 细胞的扩增和促进细胞因子如 IFN-γ、TNF-α、IL-6 和 IL-17 的分泌,进而诱发银屑病。研究还发现,PD-1 抑制剂诱发的银屑病患者皮损的表皮中细胞毒性 CD8$^+$ T 细胞的浸润明显增加,真皮浅层微血管也有明显增多。

四、治疗

在治疗银屑病前需要先进行病情评估,包括皮损受累面积及严重程度、对既往治疗的反应、对患者生活质量的影响以及患者的个人治疗需求。由于肿瘤治疗使用免疫检查点抑制剂引起的银屑病需谨慎权衡停药利弊,一般不轻易停用抗肿瘤药物。对于轻中度患者,首选局部外用药治疗,可单用或者联合治疗。局部外用药物包括皮质类固醇激素、维生素 D$_3$ 衍生物等。对于中重度银屑病患者,局部外用药物治疗效果可能不满意,可使用紫外线光化学治疗,如窄谱紫外线。重者可使用口服药物如甲氨蝶呤、环孢素和维 A 酸类药物。但需要重视的是,对免疫检查点抑制剂引起的银屑病进行系统治疗时,要权衡银屑病和肿瘤轻重程度,不能因为银屑病的治疗而耽误了抗肿瘤治疗。

五、临床病例

(一) 帕博利珠单抗治疗后出现斑块型银屑病

肺恶性肿瘤患者,在接受帕博利珠单抗治疗后出现全身皮疹伴瘙痒。查体:头皮、躯干、四肢多发红色斑丘疹、融合性斑块,表面覆盖鳞屑,有薄膜现象和点状出血,指甲见顶针状凹点(图 3-1、图 3-2)。综合考虑寻常型银屑病,予外用糖皮质激素软膏,联合口服中药复方乌灵合剂治疗后皮疹改善。

(二) PD-1 抑制剂治疗诱发的脓疱型银屑病

肝恶性肿瘤患者,既往有寻常型银屑病病史,术后首次注射 PD-1 抑制剂后诱发脓疱伴疼痛,患者同时使用仑伐替尼。查体:双下肢为主出现大小不一红色斑片、斑块,在红斑基础上可见针尖到粟米大小脓头,部分排列成环,部分融合成脓湖,伴疼痛(图 3-3)。综合患者病史和皮疹特点考虑脓疱型银屑病。予以外用糖皮质激素软膏、口服复方甘草酸苷片及中药后皮疹和症状明显好转。

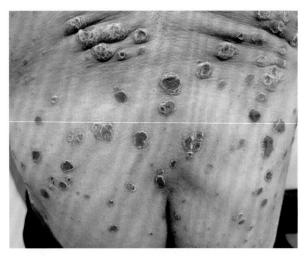

图 3-1　帕博利珠单抗治疗后出现的斑块型银屑病

注：患者腰部和臀部黄豆到指甲大小红色斑丘疹和斑块，表面较厚白色鳞屑。

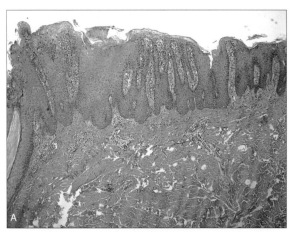

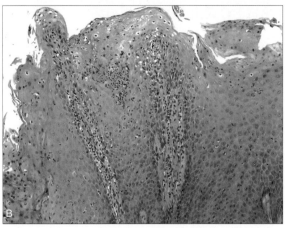

图 3-2　患者皮肤病理学 HE 染色

　　注：皮疹病理学活检提示：表皮增生，伴棒状延长的表皮突（A），角化不全的角质层内中性粒细胞聚集（Munro 微脓肿），棘层肥厚，颗粒层变薄，局灶性海绵水肿，乳头上部表皮变薄，真皮乳头中血管扭曲扩张，真皮浅层小血管周围淋巴细胞及浆细胞浸润（B）。

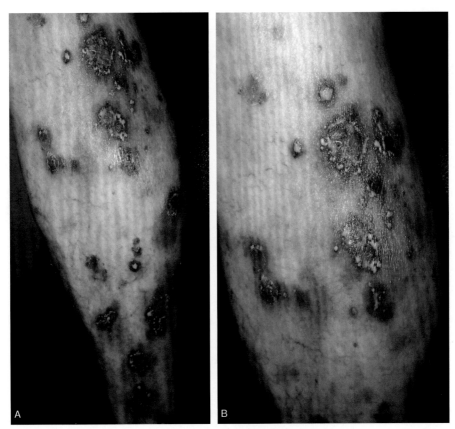

图 3-3 PD-1 抑制剂治疗诱发的脓疱型银屑病

注：患者双下肢出现红色斑片和斑块（A），在此基础上多发针尖到粟米大小脓疱和融合性脓湖（B）。

（三）特瑞普利单抗治疗后出现关节型银屑病

肝恶性肿瘤患者，术后接受特瑞普利单抗治疗 3 次，联合仑伐替尼口服治疗后，头皮、躯干四肢多发皮疹伴关节酸痛。查体：头皮出现红色斑块，表面被覆白色鳞屑。躯干四肢出现多发红色粟粒样斑丘疹，部分融合成斑块，表面覆盖白色鳞屑，刮去白色鳞屑，可见到透明薄膜和点状出血，左侧小指远端关节肿胀压痛（图 3-4）。右侧膝关节和右侧肩关节疼痛。综合考虑为关节型银屑病，予外用糖皮质激素软膏、口服中药、塞来昔布及柳氮磺吡啶治疗后皮疹及关节疼痛好转。

（四）信迪利单抗治疗诱发的红皮型银屑病

肝恶性肿瘤患者，术后接受信迪利单抗联合瑞戈非尼治疗。患者既往有银屑病病史，抗肿瘤治疗 2 个月后患者躯干四肢泛发皮疹，外院考虑红皮病银屑病，予口服泼尼松。查体：四肢躯干泛发红色斑丘疹、融合性大斑片，有红皮病倾向（图 3-5）。予患者外用糖皮质激素软膏、口服复方甘草酸苷片和中药，建议皮疹稳定后激素逐渐减量和停用。

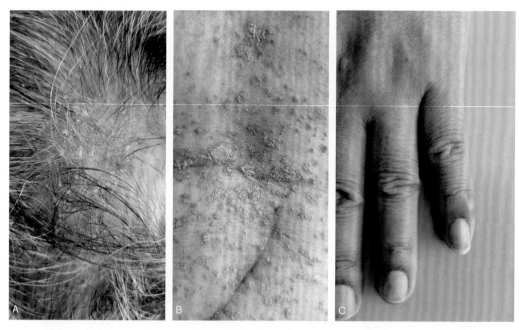

图 3-4 特瑞普利单抗治疗引起的关节型银屑病

注：患者头皮(A)、腹部(B)多发红色粟粒大小斑丘疹，融合性斑块，表面覆盖白色鳞屑，有薄膜现象和点状出血；左小指远端指关节(C)红肿压痛。

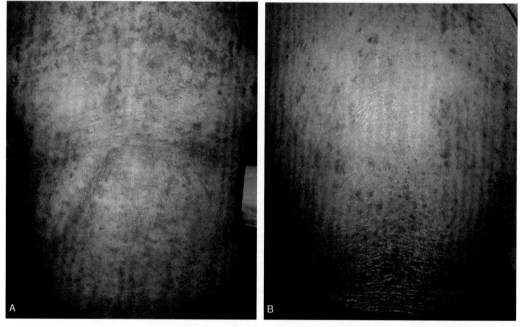

图 3-5 信迪利单抗治疗诱发的红皮病型银屑病

注：患者躯干(A、B)出现泛发红色斑丘疹，融合性斑块，有红皮病倾向，表面覆盖白色鳞屑。

｜第二节｜湿疹

｜一、临床表现

湿疹是一种慢性复发性瘙痒性皮肤病。皮疹多对称分布且呈多形。皮疹急性期可表现为红斑、斑丘疹、丘疱疹、糜烂、渗液和结痂等,反复发作可转为慢性湿疹,表现为患处皮肤增厚、粗糙、苔藓样变,伴色素沉着等。皮疹瘙痒明显,且反复发生。

｜二、诱发药物

免疫检查点抑制剂如 PD-1/PD-L1 抑制剂或 CTLA-4 抑制剂常常可以引起湿疹。EGFR 抑制也可以诱发湿疹样皮疹,但主要是以乏脂性湿疹为主,我们在第二章第三节进行了讨论。临床上,免疫检查点抑制剂和靶向药物常常联合应用,但湿疹由免疫检查点抑制剂引起的概率更高。

｜三、可能机制

湿疹是一种变态反应性疾病,主要和免疫细胞紊乱和细胞因子分泌异常相关,皮肤屏障功能障碍和微生物改变也可诱发和加重湿疹。急性期湿疹皮损中以 Th2 细胞因子为主,如:白细胞介素 4(IL-4)、白细胞介素 5(IL-5)和白细胞介素 13(IL-13)。Th2 型炎症细胞因子可以诱导瘙痒、抑制角质形成细胞屏障相关蛋白的表达,破坏皮肤屏障功能,其中 IL-4 还能促进 IgE 产生和嗜酸性粒细胞募集。但随后慢性期以 Th1、Th17 及 Th22 细胞因子谱为主,如:IFN-γ、IL-17、IL-22。PD-1 抑制剂及 CTLA-4 抑制剂的使用造成患者体内免疫细胞异常活化,细胞因子分泌增多,从而诱发湿疹。然而具体机制有待进一步探究。研究认为,表皮生长因子受体抑制剂能够抑制表皮细胞生长、增殖,促进细胞分化和凋亡,从而破坏皮肤的屏障结构,如果和免疫检查点抑制剂联合应用可以诱发和加重湿疹。

｜四、治疗

根据皮疹的严重程度实行阶梯治疗。临床上,多采用 SCORAD 评分,将病情分为轻度(0～24 分)、中度(25～50 分)和重度(>50 分)。每位患者均需进行基础治疗。轻度患者:根据皮损及部位选择外用糖皮质激素和/或钙调磷酸酶抑制剂对症治疗,必要时口服抗组胺药止痒。中度患者:根据皮损及部位选择外用糖皮质激素和/或钙调磷酸酶抑制剂对症治疗,口服抗炎药如羟氯喹、沙利度胺或雷公藤等,也可配合物理治疗,如紫外线光疗。重度患者:除了外用药物治疗,需加用抗炎药、免疫抑制剂或糖皮质激素。

（一）基础治疗

科学地清洁皮肤,去除鳞屑、痂皮、刺激物和过敏源,然后外用润肤剂来缓解皮肤干燥和减少经皮水分流失。

（二）外用药物治疗

外用糖皮质激素。根据患者的年龄、皮损性质、部位及病情严重程度选择不同剂型和强度的糖皮质激素制剂,以快速有效地控制炎症,减轻症状。初治时应选用足够强度的制剂,炎症控制后逐渐过渡到中弱效强度的糖皮质激素或钙调磷酸酶抑制剂。面颈部及褶皱部位推荐短期使用中弱效强度的糖皮质激素制剂。肥厚性皮损可选用糖皮质激素或钙调磷酸酶抑制剂封包治疗。钙调磷酸酶抑制剂如他克莫司或吡美莫司推荐用于面颈部、褶皱部位以及乳房、肛门外生殖器部位控制炎症与瘙痒症状,或用于主动维持治疗,减少复发。

（三）系统治疗

口服抗组胺药物,用于瘙痒的辅助治疗。抗炎药如羟氯喹、沙利度胺和雷公藤。免疫抑制剂如环孢素、甲氨蝶呤和吗替麦考酚酯可用于重症患者。对病情严重,其他药物难以控制的患者也可系统使用糖皮质激素。但对于有基础肿瘤疾病的患者在选择免疫抑制剂和糖皮质激素系统治疗时应该权衡利弊,更为谨慎。

（四）紫外线疗法

适用于中重度患者慢性期、苔藓化皮损,控制瘙痒症状及维持治疗。优先选择安全有效的窄谱中波紫外线和长波紫外线治疗,配合外用糖皮质激素及保湿剂。窄谱中波紫外线不推荐用于急性发作期治疗。

五、临床病例

（一）信迪利单抗联合仑伐替尼治疗后出现的湿疹

肝恶性肿瘤术后患者,接受信迪利单抗联合仑伐替尼治疗后,躯干、四肢出现皮疹伴瘙痒。查体:腰背部出现暗红色粗糙斑丘疹、糜烂、渗液和结痂。双手掌、指腹出现红斑、潮红、丘疱疹、糜烂、渗液、结痂(图3-6)。予外用糖皮质激素软膏,口服沙利度胺和抗组胺药物治疗后皮疹和症状好转。

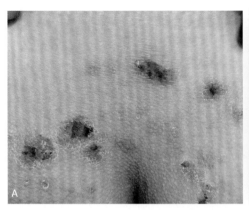
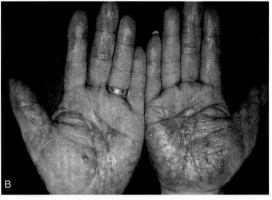

图3-6　信迪利单抗联合仑伐替尼治疗后出现的手部和腰部湿疹

注：患者腰部（A）出现暗红色粗糙斑丘疹、糜烂、渗液和结痂。双手指腹和大小鱼际（B）出现红斑、潮红、丘疱疹、糜烂、渗液和结痂。

（二）卡瑞利珠单抗联合仑伐替尼治疗后出现的湿疹

肝恶性肿瘤术后患者，接受卡瑞利珠单抗联合仑伐替尼治疗后出现皮疹伴瘙痒。查体：头面部、躯干及四肢出现弥漫暗红色粗糙斑疹、斑丘疹，融合性斑块，部分浸润感，瘙痒明显（图3-7~图3-9）。予外用糖皮质激素软膏外用，口服沙利度胺后症状和体征好转。

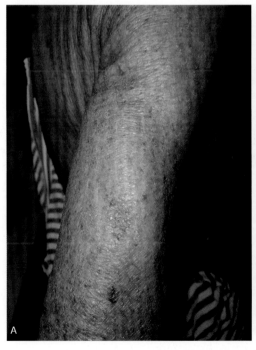
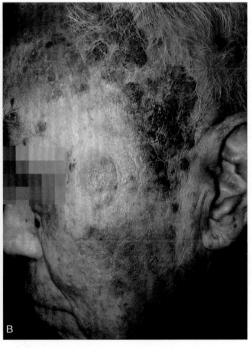

图3-7　卡瑞利珠单抗联合仑伐替尼治疗出现的面部和上肢湿疹

注：患者上肢（A）、面部（B）出现多发暗红色粗糙斑疹、斑丘疹和融合性斑块，局部糜烂和结痂。

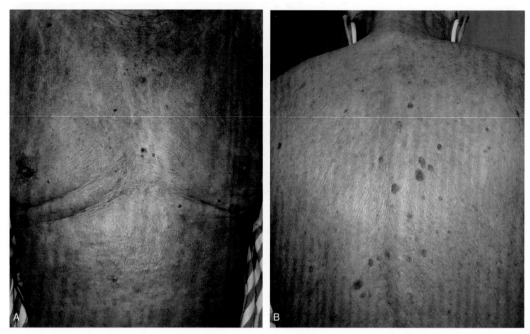

图3-8 卡瑞利珠单抗联合仑伐替尼治疗后出现的躯干泛发湿疹

注：患者胸腹（A）、肩背（B）多发暗褐红色粗糙斑丘疹，融合性斑块，皮疹触之有浸润感，并有红皮病样倾向。

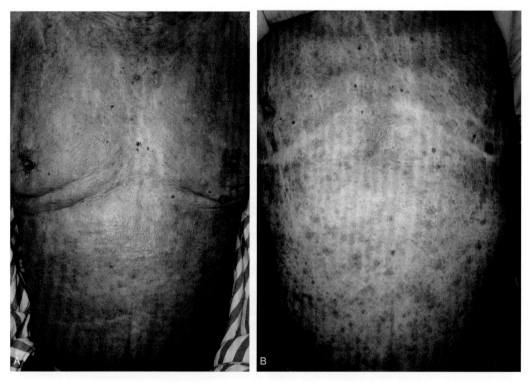

图3-9 患者治疗前(A)后(B)皮疹变化

注：患者治疗后原弥漫性浸润性斑块变平，出现正常皮岛，皮疹明显好转，瘙痒缓解（A、B）。

（三）卡瑞利珠单抗联合仑伐替尼治疗后出现的湿疹

肝恶性肿瘤患者，接受卡瑞利珠单抗联合仑伐替尼治疗后出现皮疹伴瘙痒。查体：躯干四肢出现泛发暗红色斑丘疹，融合性斑块和苔藓化，抓痕和结痂（图3-10）。予外用糖皮质激素软膏和口服沙利度胺后症状和体征好转。

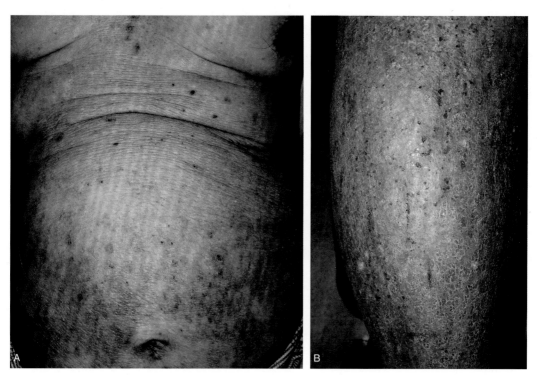

图3-10 卡瑞利珠单抗联合仑伐替尼治疗后出现的躯干和下肢湿疹

注：患者胸腹（A）、下肢（B）出现多发红斑、斑丘疹、融合性斑块、苔藓化，抓痕和血痂。

｜第三节｜扁平苔癣

｜一、临床表现

扁平苔癣皮损多为紫红色扁平丘疹，呈多角形或类圆形，可融合成肥厚性斑块，表面光泽，部分可见白色网状条纹，部分坏死、结痂或鳞屑。皮损可排列成环状、线状；根据形态可分为肥厚型、萎缩型、水疱大疱型、环形和线性等。常可见同形反应。皮疹好发于手腕、前臂和生殖器等。免疫检查点抑制剂引起的扁平苔癣好发在手背、四肢伸侧、口唇，特别是下唇也是好发部位，部分患者仅有口唇累及，表现为白色网状条纹，坏死、溃疡、结痂和萎缩。

二、诱发药物

常见诱发药物有 PD-1 抑制剂或 CTLA-4 抑制剂,如派姆单抗、纳武单抗、伊匹木单抗、阿特珠单抗等。临床上,免疫检查点抑制剂和靶向药物常常联合使用,但扁平苔癣一般由免疫检查点抑制剂引起的概率更高。

三、可能机制

目前认为,扁平苔癣是一种 T 细胞介导的免疫炎症性疾病。基底细胞表面存在诱发免疫反应的自身抗原,并造成该部位皮肤炎性损伤。免疫检查点抑制剂诱导的扁平苔癣的具体机制尚未明确。PD-1 是主要表达在 T 细胞表面的抑制性受体蛋白,当 PD-1 与其配体 PD-L1 结合后会产生分子信号。该信号会降低 T 细胞活性。肿瘤细胞通过表达 PD-L1 来逃避免疫细胞攻击。PD-1 抑制剂能竞争性地结合 PD-1,从而阻断 PD-1/PD-L1 信号通路的产生,恢复效应 T 细胞活性。研究认为,PD-1 抑制剂使得自身反应性 T 细胞扩增,在皮肤的基底膜和真皮浅层聚集,通过分泌的细胞因子和炎症因子诱导皮肤的损伤。CLTA-4 是效应 T 细胞活化末期才高表达的抑制性受体。它通过与 T 细胞配体 CD80 和 CD86 结合,抑制 T 细胞的过度活化。CLTA-4 抑制剂的使用可解除 T 细胞的抑制,诱导 T 细胞活化和扩增,进而导致皮肤的炎症损伤。

四、治疗

轻度患者可局部外用糖皮质激素或钙调磷酸酶抑制剂;中度或重度患者可使用沙利度胺、羟氯喹及雷公藤多苷片,甚至可短期系统性使用糖皮质激素治疗。还需要根据皮疹具体类型选择合适的外用制剂。整体上讲,扁平苔癣不危及患者的生命,并不需要因此停用肿瘤免疫治疗药物。

五、临床病例

(一)瑞普利单抗和仑伐替尼治疗后出现的扁平苔癣

肝恶性肿瘤患者,在接受特瑞普利单抗和仑伐替尼治疗后,四肢和面部出现皮疹,伴瘙痒。查体发现双手背、前臂伸侧、下肢伸侧和面颊部出现暗紫红色斑丘疹,粟粒到黄豆大小,并融合成肥厚性斑块,部分有坏死、结痂和脱屑,下唇可见羽毛状网状白色条纹(图 3-11～图 3-13)。予以外用强效糖皮质激素治疗后,患者皮疹和症状明显改善。

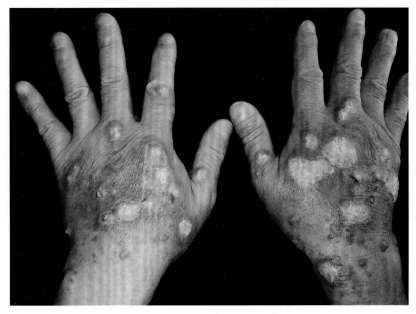

图 3-11 瑞普利单抗和仑伐替尼治疗后出现的手背扁平苔癣

注：患者双手背和前臂伸侧出现暗紫红色斑丘疹，结节，融合性肥厚斑块，部分有坏死、结痂和脱屑。

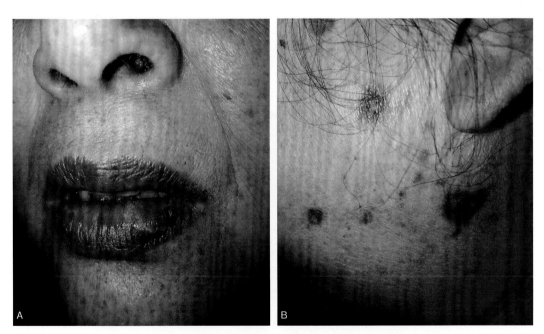

图 3-12 患者口唇和面颊部皮疹

注：患者下唇（A）可见羽毛状网状白色条纹，面颊（B）陈旧暗紫色斑疹、色素沉着和萎缩。

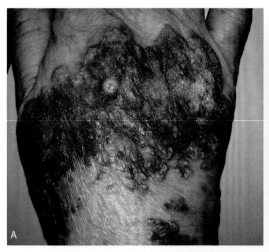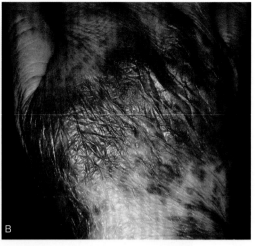

图 3-13　手背皮疹治疗前后变化

注：治疗前（A）手背见紫红色斑丘疹，融合成肥厚性斑块，表面结痂和脱屑；外用糖皮质激素治疗后（B）斑块变平，遗留暗紫红色色素沉着斑。

（二）信迪利单抗和仑伐替尼治疗后出现扁平苔癣

肝恶性肿瘤患者，在接受信迪利单抗和仑伐替尼治疗后，双手背、四肢伸侧为主出现水肿性红斑，部分红斑中央水疱糜烂破溃；多发紫红色斑丘疹、结节和融合性肥厚性斑块，表面蜡样光泽，结痂和脱屑。口唇网状白色条纹，浅表糜烂、破溃和结痂（图 3-14～图 3-18）。皮疹瘙痒明显。综合皮疹特点和病理学检查结果考虑扁平苔癣。予口服沙利度胺，局部外用糖皮质激素和钙调磷酸酶抑制剂后，患者皮疹和症状明显改善。

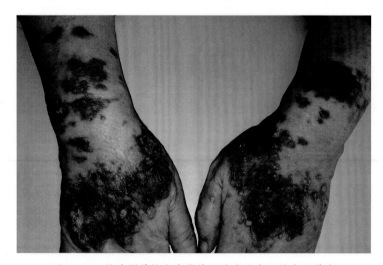

图 3-14　信迪利单抗和仑伐替尼治疗后出现的扁平苔癣

注：患者双手背紫红色水肿性红斑，粟粒大斑丘疹，融合成肥厚性斑块，表面粗糙结痂、脱屑，部分皮疹中央出现水疱。

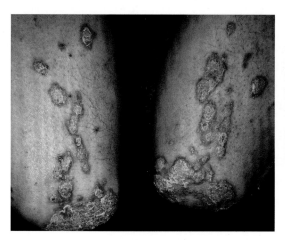

图 3-15　患者肘部和前臂皮疹

注：患者肘部、前臂伸侧可见多发紫红色斑丘疹、融合性斑块，表面粗糙脱屑。

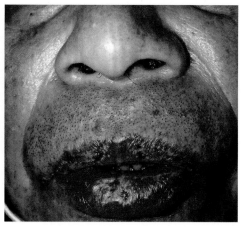

图 3-16　患者口唇部皮疹

注：口唇可见羽毛状网状白色条纹，浅表水疱、破溃和结痂。

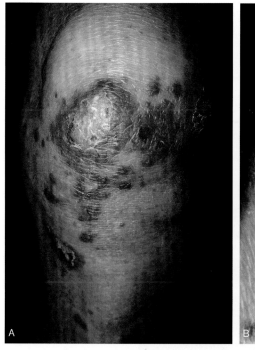

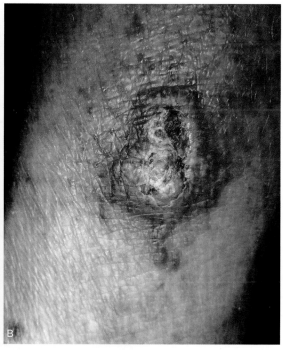

图 3-17　患者膝关节和下肢皮疹

注：患者膝关节（A）和下肢伸侧（B）可见水肿性红斑，中央水疱，破溃和结痂。

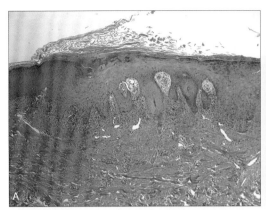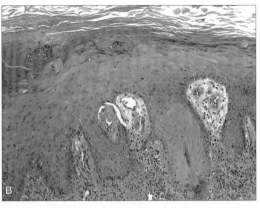

图 3-18　患者皮肤病理 HE 染色

注：皮肤病理检查示表皮角化过度伴角化不全，颗粒层可见中性粒细胞脓肿，棘层增生肥厚，皮突延长（A），局部可见角质形成细胞坏死，基底细胞液化变性，真皮乳头水肿，真皮血管周围淋巴细胞、组织细胞为主的炎症浸润（B）。

（三）帕博利珠单抗和仑伐替尼治疗后出现扁平苔癣

肝恶性肿瘤患者，使用帕博利珠单抗和仑伐替尼治疗 1 次后，四肢出现皮疹，伴瘙痒。就诊时追问患者病史，其既往有扁平苔癣病史。查体可见左侧下肢屈侧见黄豆至蚕豆大小紫红色斑丘疹和结节，左手背陈旧暗红色斑疹，口唇和颊黏膜陈旧网状条纹，基于临床特点考虑肥厚性扁平苔癣（图 3-19）。予以外用糖皮质激素和口服沙利度胺后患者皮疹和症状好转。

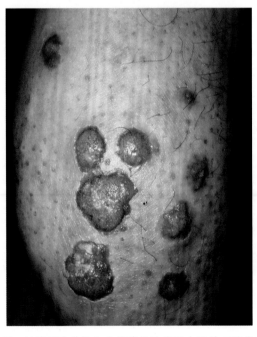

图 3-19　帕博利珠单抗和仑伐替尼治疗后出现的下肢扁平苔癣

注：患者下肢侧面可见黄豆到蚕豆大小不等暗紫红色斑丘疹和结节，表面乳头状，局部浅表糜烂。

|第四节| 多形红斑和中毒性表皮坏死松解症

|一、临床表现

Stevens-Johnson 综合征(SJS)及中毒性表皮坏死松解症(TEN)表现为头面、躯干、四肢,腔口黏膜大小不一的水肿性红斑,中央可出现水疱、坏死、破溃和结痂,呈靶型改变。部分水肿性红斑中央仅为暗紫红色斑疹。皮疹进展迅速,可融合成片,斑片上发生大小不等的水疱及表皮松解,出现烫伤样表现。常有眼睑、口腔和生殖器黏膜受累。皮疹瘙痒,病情进展可出现疼痛,伴有发热、高热及萎靡等全身症状。

根据表皮分离的面积及严重程度可进行如下分类:SJS:<10%体表面积(body surface area,BSA),TEN:>30% BSA,SJS-TEN 重叠:10%~30% BSA。相较于SJS,TEN 孤立皮损相对罕见,融合倾向更强,全身症状重,更易发生内脏器官受累。

|二、诱发药物

各类免疫检查点抑制剂均可引起 SJS 或 TEN,诸如 PD-1 抑制剂纳武单抗、PD-L1 抑制剂阿替利珠单抗、CTLA-4 抑制剂伊匹单抗等。其他针对表皮生长因子受体的小分子酪氨酸激酶抑制剂(如阿法替尼,奥希替尼),大分子单克隆抗体(如西妥昔单抗),以及 BRAF 抑制剂(如维莫非尼、康奈非尼)和 MEK 抑制剂(如考比替尼),血管内皮生长因子受体/血小板生长因子受体抑制剂(如索拉非尼、舒尼替尼、凡德他尼)等也可以引起 SJS 或 TEN。当免疫检查点抑制剂和靶向药联合使用时,可能会使疾病变得更加复杂和危重。

|三、发病机制

目前认为是,免疫检查点抑制剂的抑制作用导致皮肤和黏膜内 T 细胞稳态的丧失,诱导了大量的 $CD8^+$ 细胞毒性 T 细胞、巨噬细胞和自然杀伤细胞的扩增和炎症因子的大量分泌,通过直接或间接地释放细胞毒性介质包括 FasL(Fas 配体,一种细胞毒性 II 型穿膜蛋白质,肿瘤坏死因子(TNF)家族的成员)、穿孔素/颗粒酶、TNF 和颗粒溶素,导致角质细胞大量凋亡,从而导致表皮坏死。深入的具体机制有待进一步研究和明确。

|四、治疗

出现 SJS 和 TEN 后需要在充分评估患者皮疹累及面积、内脏损伤情况和全身症状后，进行个体化积极治疗。出现水疱的患者建议行皮肤活检，并检测自身抗体和疱病抗体谱。如患者皮疹累及不超过 10%，无明显全身症状，可局部外用强效糖皮质激素、口服抗组胺药、沙利度胺、静脉使用维生素 C 和钙剂。皮疹累及超过 10%，有口腔黏膜累及、有明显全身症状的患者需要系统使用糖皮质激素，重症者需要静脉注射丙种球蛋白和/或环孢素治疗，还需加强支持治疗，包括维持水、电解质平衡、加强皮肤黏膜护理、营养支持、控制疼痛等。皮疹好转后是否继续使用免疫检查点抑制剂，需要充分评估患者免疫治疗的必要性、风险和获益，并不主张所有出现皮肤不良反应的患者停用免疫检查点抑制剂。

五、临床病例

（一）信迪利单抗联合贝伐珠单抗治疗后出现多形红斑

肝恶性肿瘤患者，使用信迪利单抗联合贝伐珠单抗治疗后，躯干、四肢、口腔黏膜出现皮疹伴瘙痒。查体发现胸背腹、四肢为主，手足掌趾背和掌心多发暗红色水肿性红斑，部分中央水疱、大疱破溃和结痂，口唇糜烂、破溃、结痂明显，上颚可见明显的表皮剥脱（图 3-20～图 3-25）。皮疹瘙痒，口腔黏膜破溃，疼痛明显，严重影响进食。入院予系统糖皮质激素治疗，联合口服沙利度胺，局部外用糖皮质激素软膏，加强口腔黏膜护理治疗后，患者皮疹明显好转，糖皮质激素逐渐减量至停用，沙利度胺维持治疗。

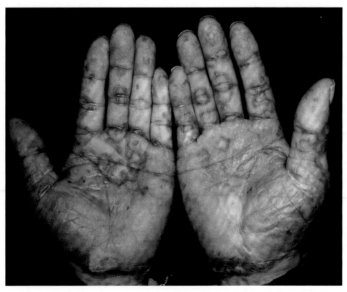

图 3-20　信迪利单抗联合贝伐珠单抗治疗后出现的手心多形红斑

注：患者双手掌指心多发水肿性环形红斑，部分中央出现水疱及大疱，皮疹疼痛明显。

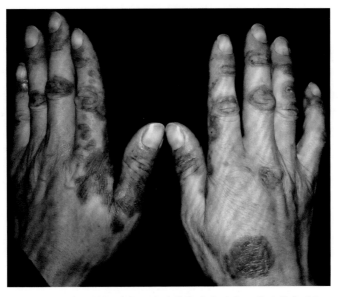

图 3-21 信迪利单抗联合贝伐珠单抗治疗后出现的手背多形红斑

注：患者双手指背多发水肿性红斑，环形，部分中央水疱、坏死和结痂明显。

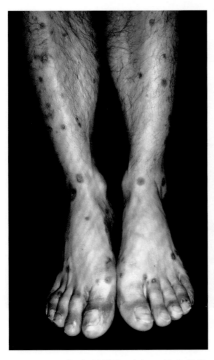

图 3-22 信迪利单抗联合贝伐珠单抗治疗后出现的足背和下肢的多形红斑

注：患者双足趾背、足底、小腿伸侧多发水肿性环形红斑，部分中央水疱、坏死和结痂。

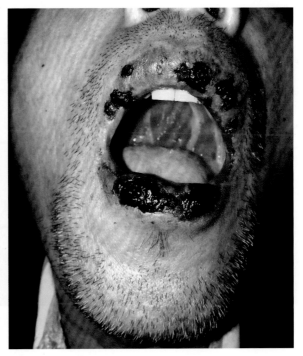

图 3-23 信迪利单抗联合贝伐珠单抗治疗后出现口腔黏膜处多形红斑

注：患者口唇初发水疱，后破溃、糜烂结痂明显，上腭可见明显破溃和表皮剥脱，严重影响进食。

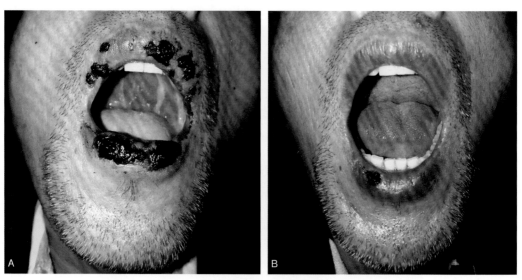

图 3-24 口腔黏膜处多形红斑治疗前后变化

注: 患者治疗后口唇和上腭糜烂破溃明显好转和愈合(A、B)。

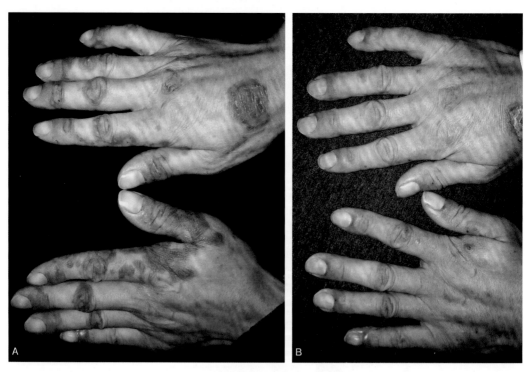

图 3-25 手背多形红斑治疗前后变化

注: 患者治疗后双手背水肿性红斑、水疱、坏死明显好转((A、B)。

(二) 信迪利单抗治疗后出现中毒性表皮松解坏死症

肝恶性肿瘤患者使用信迪利单抗治疗后,胸背腹部多发皮疹伴瘙痒。查体发现胸、背、腹、躯干和四肢多发红色水肿性红斑,黄豆到拇指甲大小不等,红斑呈环形,部分中央水疱和结痂,也可见融合性斑片(图3-26~图3-27)。患者皮疹进展,有多发水疱、破溃和表皮剥脱样改变,查自身抗体和疱病抗体均为阴性。综合考虑中毒性表皮坏死松解症,予以系统糖皮质激素治疗,丙种球蛋白冲击治疗,后期糖皮质激素减量,并联合口服沙利度胺,局部外用糖皮质激素软膏,患者皮疹明显好转,停用糖皮质激素,沙利度胺维持治疗。

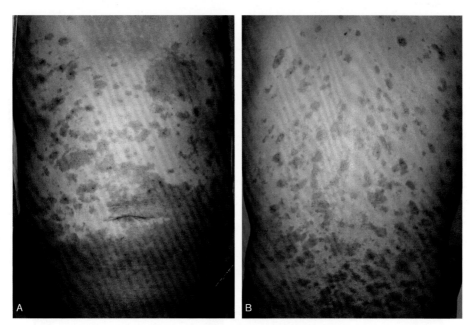

图3-26　信迪利单抗治疗后出现的躯干多形红斑样皮疹

注: 患者胸腹部(A)及背部(B)泛发水肿性环形红斑, 部分中央水疱结痂, 红斑可融合成片。

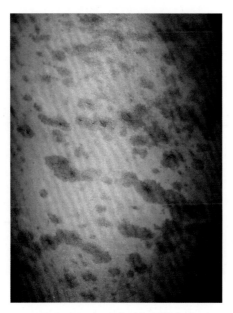

图3-27　躯干多形红斑样皮疹

注: 患者局部皮疹放大可见多发水肿性红斑, 环形或类环形, 中央水疱、坏死和结痂。

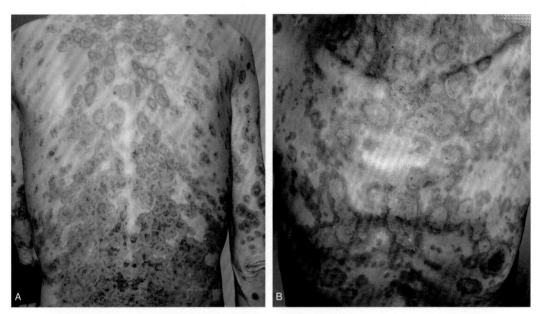

图 3-28　皮疹进展为中毒性表皮坏死松解症

注：患者皮疹进展，肩背（A）、胸腹（B）和四肢泛发暗紫红色水肿性红斑，中央水疱，坏死结痂明显，皮疹融合成片，伴触痛。

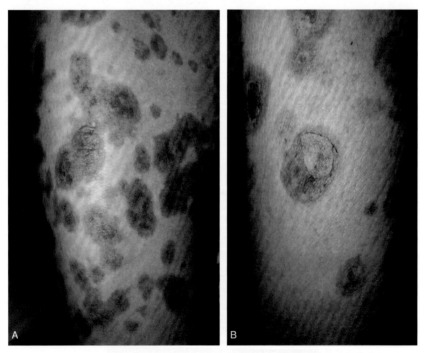

图 3-29　下肢中毒性表皮坏死松解症

注：患者下肢暗紫红色水肿性红斑，中央水疱（A）；可见水疱破后表皮剥脱（B）。

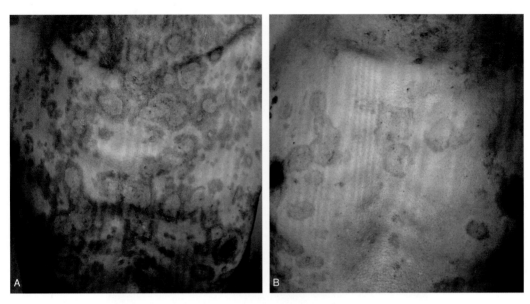

图 3-30 躯干皮疹治疗前(A)后(B)变化

注: 患者治疗后颈部(A)和胸部(B)红斑、水疱、坏死明显好转。

(三) 帕博利珠单抗联合索拉非尼治疗后出现多形红斑

肝恶性肿瘤患者术后,使用帕博利珠单抗联合索拉非尼治疗后,出现口腔颊黏膜、口唇水疱、糜烂和破溃。此后皮疹增多,蔓延至四肢为主,表现为水肿性红斑,水疱和大疱(图 3-31~图 3-33)。皮疹疼痛明显,查自身抗体和疱病抗体均为阴性。考虑为重症多形红斑,予以系统糖皮质激素治疗,局部红斑水疱处外用糖皮质激素,破溃处予以新霉素溶液湿敷和外用氧化锌糊,患者皮疹明显好转,停用糖皮质激素,局部外用药物维持治疗。

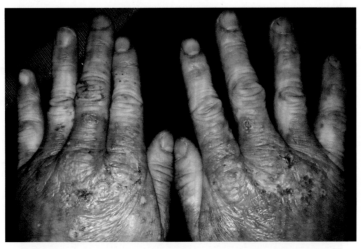

图 3-31 帕博利珠单抗联合索拉非尼治疗后出现的手背多形红斑

注: 患者双手背水肿性红斑,融合成大片,局部可见水疱,破溃和结痂。

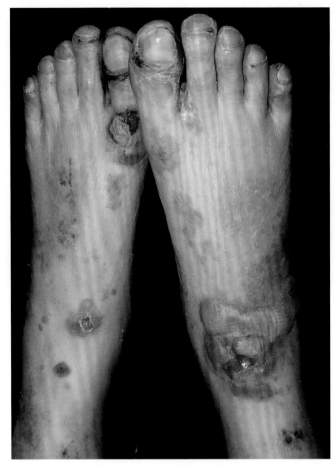

图 3-32 下肢和足背的多形红斑

注：患者下肢伸侧、足背和足底红斑、水疱、大疱和破溃。

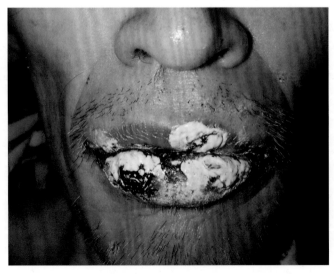

图 3-33 口唇处多形红斑

注：患者口唇糜烂、破溃、结痂明显，白色为外用锌新糊。

│第五节│红皮病

│一、 临床表现

红皮病表现为分布全身,皮疹受累面积大于90%体表面积的一类皮肤病的总称。由免疫检查点抑制剂引起的红皮病患者可能有一些基础皮肤病,如湿疹或银屑病,有些没有明确的基础皮肤病的患者也可出现红皮病样的表现。

患者如有湿疹的基础疾病,表现为躯干四肢对称的多形性皮疹,如红斑、斑丘疹、丘疱疹、糜烂、渗液和结痂等。免疫检查点抑制剂治疗后患者皮疹加重,融合成片,呈现红皮病样的改变。患者如有银屑病的基础史,通常在开始免疫治疗前,头皮、躯干和四肢伸侧为主出现红色斑丘疹或斑块,上覆白色鳞屑,抓去鳞屑可以见到透明薄膜和点状出血。指趾甲常受累,表现为甲板顶针样点状凹陷、甲剥离和油滴样改变等。在应用免疫治疗后患者皮疹可加重,向脓疱型、关节型或红皮病型转换。其中红皮病型患者伴有发热、畏寒等全身症状。皮疹表现为全身皮肤弥漫性红色或暗红色水肿性红斑、反复大量脱屑。免疫检查点抑制剂也可引起药物超敏反应。皮疹初发表现为麻疹样或猩红热样疹,后进展为全身弥漫性红斑,伴有脱屑。部分患者也可开始就出现全身弥漫红斑。几乎所有患者都会伴有瘙痒症状,严重患者可出现多器官受累及代谢紊乱。

│二、 诱发药物

各类免疫检查点抑制剂均可引起红皮病,诸如PD-1抑制剂纳武单抗、PDL-1抑制剂阿替利珠单抗、CTLA-4抑制剂伊匹木单抗等。临床上,免疫检查点抑制剂和靶向药物常常联合应用,致使红皮病更加复杂,但红皮病由免疫检查点抑制剂引起的概率更高。

│三、 可能机制

免疫检查点抑制剂诱发红皮病的机制尚未明确,目前认为,是由于免疫检查点抑制剂的使用导致皮肤免疫系统异常激活所致。CTLA-4主要负向调控T细胞活化,而PD-1参与诱导和维持外周对自身反应性T细胞的耐受。当这些途径被免疫检查点抑制剂阻断时,T细胞被异常激活和扩增,大量细胞因子释放,进而导致皮肤的炎症损伤。免疫检查点抑制剂诱发红皮病型银屑病主要是由于免疫检查点抑制剂的阻断作用导致

T 细胞的异常激活,特别是 T 细胞分泌大量的细胞因子,如 IL-17、IL-23 和 TNF-α。这些细胞因子在银屑病发病和病情进展过程中发挥重要作用。在湿疹加重和向红皮病转化过程中,Th1 细胞和 Th2 细胞,以及相关细胞因子如 IFN-γ、TNF-α、IL-4 和 IL-13 等发挥了重要作用。这些细胞因子和炎症介质导致角质形成细胞的活化、凋亡或增生,角质形成细胞进一步产生促炎细胞因子和趋化因子,可以招募和激活炎症皮肤中的免疫细胞,进一步放大和加重皮肤的炎症损伤。

四、 治疗

对于免疫检查点抑制剂引起红皮病的治疗首先要明确患者的基础皮肤病。如果基础皮肤病是湿疹,除了常规使用抗组胺药和维生素 C 等,可以短期系统使用糖皮质激素,或可以考虑应用免疫抑制剂,如环孢素和雷公藤多苷。同时加强皮肤局部的治疗,红斑脱屑明显可以外用糖皮质激素软膏和尿素乳膏。伴有皮肤糜烂、破溃和渗液明显,可以局部用新霉素溶液湿敷。如基础皮肤病是银屑病,并转化为红皮病型银屑病,系统治疗首选建议使用阿维 A,并不推荐首选系统糖皮质激素治疗。红皮病的治疗还需要重视基础的支持治疗,包括维持水、电解质平衡、营养支持、预防及治疗继发感染等。

皮疹好转后是否继续使用免疫检查点抑制剂需要充分评估患者免疫治疗的必要性、风险和获益。

五、 临床病例

(一) PDL-1/TGF-β 双抗治疗后出现的红皮病

肺癌患者,应用 PDL-1/TGF-β 双抗治疗,3 个月后出现躯干四肢瘙痒性皮疹。查体可见:躯干四肢泛发红色斑疹、斑丘疹、局部可见丘疱疹、糜烂渗液和结痂,皮疹泛发并融合成片,呈红皮病倾向,伴反复大量脱屑(图 3-34)。考虑皮疹为湿疹红皮病倾向,予以系统的维生素 C 和复方甘草酸苷治疗。局部外用糖皮质激素后皮疹和症状逐渐缓解。

(二) 信迪利单抗和瑞伐非尼治疗后出现红皮病

肝恶性肿瘤患者,既往银屑病史 10 余年。肝癌术后使用信迪利单抗联合瑞伐非尼治疗,2 个月后原银屑病皮疹明显加重呈红皮病倾向,查体可见躯干四肢泛发红色斑丘疹、斑块、融合成大片,呈红皮病样倾向,反复鳞屑(图 3-35)。考虑红皮病型银屑病,予以阿维 A 口服,局部外用糖皮质激素后患者皮疹和症状逐渐好转。

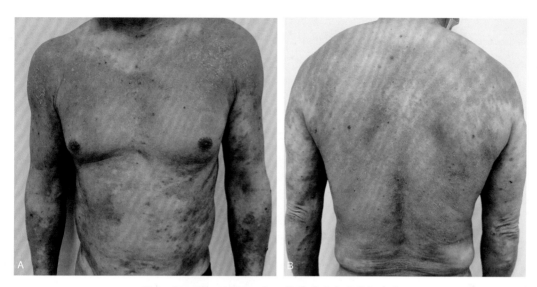

图 3-34 PDL-1/TGF-β 双抗治疗后出现的红皮病

注：患者出现躯干(A、B)四肢泛发红色斑疹、斑丘疹、丘疱疹、糜烂渗液、结痂和脱屑，皮疹泛发融合成片，呈红皮病样倾向。

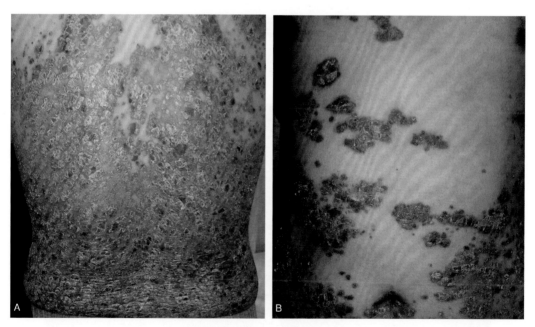

图 3-35 信迪利单抗和瑞伐非尼治疗后出现的红皮病

注：患者躯干(A、B)多发红色斑疹、斑丘疹、融合成大片呈红皮病样倾向，红斑基础上可见白色鳞屑。

（三）PD‑L1/CTLA‑4双抗治疗后出现红皮病

食管癌患者,使用 PD‑L1/CTLA‑4 双抗的临床实验药物治疗 1 次后出现全身瘙痒性皮疹伴有发热。查体可见头面躯干四肢泛发红色斑疹、斑丘疹,融合成片,红皮病样改变(图 3‑36～图 3‑39)。考虑为药物引起的超敏反应,予以系统糖皮质激素治疗后,患者皮疹和症状明显好转。

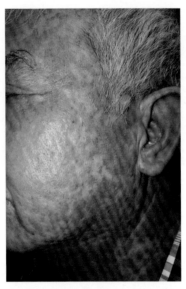

图 3‑36　PD‑L1/CTLA‑4双抗治疗后出现的红皮病

注: 患者面和颈部出现泛发红斑、斑丘疹,融合性斑片。

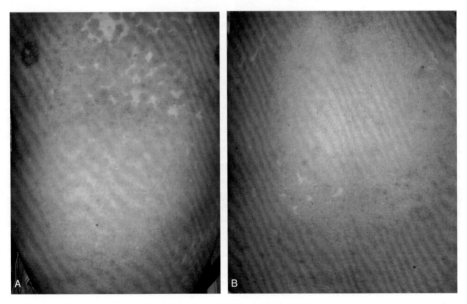

图 3‑37　躯干红皮病样改变

注: 患者胸腹(A)、背部(B)弥漫性融合性水肿性红斑,红皮病样改变,红斑中散在正常皮岛,皮温高。

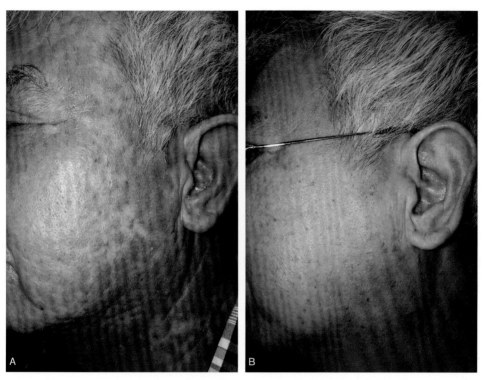

图 3-38　面部皮疹治疗前(A)后(B)变化

注: 糖皮质激素系统治疗后患者面部皮疹基本完全消退(A、B), 无新发皮疹。

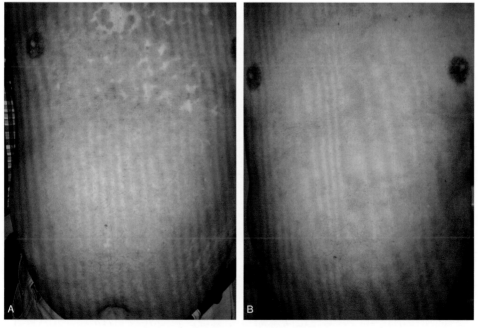

图 3-39　躯干红皮病治疗前(A)后(B)变化

注: 糖皮质激素系统治疗后患者胸、腹(A、B)部皮疹基本完全消退, 无新发皮疹。

| 第六节 | 大疱性类天疱疮

| 一、 临床表现

大疱性类天疱疮(bullous pemphigoid，BP)是一种自身免疫性大疱病，患者发病初期可表现为伴剧烈瘙痒的荨麻疹样、红斑样丘疹或斑丘疹，之后在外观正常或荨麻疹样红斑基底上出现尼氏征阴性的紧张性水疱、大疱，口腔、食管或生殖器黏膜损害轻或无。BP 的主要靶抗原为 BP 抗原 2(bullous pemphigoid antigen 2，BPAG2 或 BP180)和 BP 抗原 1(BPAG1 或 BP230)，患者血清中存在抗 BP180 和/或 BP230 自身抗体，且与疾病活动度一致。组织病理学表现为表皮下水疱，疱液及真皮浅层存在数量不等的嗜酸性粒细胞和中性粒细胞。直接免疫荧光检查可见基底膜带 IgG 和/或 C3 线状分布。BP 的诊断需要结合临床特征、组织病理学检查、直接免疫荧光、间接免疫荧光和特异性疱病抗体检测。

而药物诱发的 BP 常伴剧烈瘙痒，主要表现为躯干四肢皮肤红斑基础上出现紧张性水疱和大疱，很少累及黏膜，其组织病理、免疫学特征与经典型 BP 相似。Lopez 等的研究显示，免疫治疗诱发的 BP 出现时间为 6～8 个月内，其中有一小部分患者为非大疱性 BP，治疗后 1～1.5 年都未出现水疱。免疫治疗相关的 BP 临床表现更加复杂、多样和不典型，瘙痒是其最显著的特征。有些患者为非大疱性 BP，临床表现可表现为瘙痒性的红斑、结节、糜烂和破溃，并未见到经典的水疱和大疱。由于瘙痒和其他非特异性皮肤表现可能是免疫治疗诱发的 BP 的首发表现，又由于非大疱性 BP 的临床表现缺乏特异性，因此，明确诊断需要结合病史、临床表现、病理学特点以及免疫学检测结果综合判断。

| 二、 诱发药物

免疫检查点抑制剂如 PD-1 抑制剂容易引起大疱性类天疱疮，如纳武单抗、派姆单抗及伊匹木单抗等。

| 三、 可能的发病机制

药物诱发的 BP 可能与遗传易感性相关。之前的研究已经确认了 BP 患者中特异性 HLA 亚型的过度表达，尤其是主要组织相容性复合体 Ⅱ 类等位基因 *HLA-DQB1** 03：01，而免疫治疗与之相关性还尚未能解释清楚。有研究表明，BP180 抗原存在于黑色素瘤及非小细胞肺癌中，推测患者产生的抗肿瘤抗体不仅结合肿瘤内 BP180 抗原，也会结合皮肤中的 BP180 抗原，从而诱发皮肤的免疫反应。因此，其罹患 BP 的概率较高，而免疫治疗诱发 BP 的患者其基线 BP180 抗体含量不可知，故其联系也有待探究。随着免疫治疗后出现 BP 的案例，以及 BP 患者在接受免疫治疗后病情加重的案例增多，免疫治疗与 BP 发生的相关性也愈发明确。而另外一种常见的疱病——天疱疮，在免疫治疗的患者中却不多见。

四、治疗

免疫治疗诱发的 BP 患者是否需要暂时或完全停止免疫治疗需要根据皮疹的累及面积和患者整体情况综合判断。在 Lopez 等的研究中，76％的患者暂停了免疫治疗；Siegel 等的研究中有一半患者需要完全停药。如皮损面积≤30％，可外用强效糖皮质激素及口服多西环素，可以暂时不停用免疫治疗；但当患者皮损面积＞30％或有黏膜累及时，则以系统使用糖皮质激素为主、同时配合口服多西环素或系统使用免疫抑制剂，如雷公藤、甲氨蝶呤、吗替麦考酚酯、环孢素或环磷酰胺，需尽快控制病情，并考虑停止使用免疫治疗。若常规治疗 1 个月后，每天仍有新发皮疹＞5 个，则可考虑甲泼尼龙冲击、静脉注射免疫球蛋白、抗 CD20 单抗、奥马珠单抗或度普利尤单抗；有条件者可予血浆置换。

五、临床病例

（一）纳武单抗治疗后出现大疱性类天疱疮

右颈部低分化鳞状细胞癌患者，使用纳武单抗治疗 1 周后，患者躯干、四肢多发红斑基础上的水疱、大疱，尼氏征阴性（图 3 - 40）。

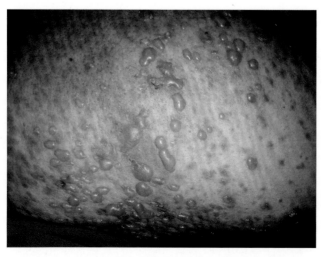

图 3 - 40　纳武单抗治疗后出现的大疱性类天疱疮

注：患者腰背多发水肿性红斑和大小不等的水疱和大疱，尼氏征阴性。

（二）卡瑞丽珠单抗治疗后出现大疱性类天疱疮

肝恶性肿瘤患者，使用卡瑞利珠单抗治疗 9 个月后，躯干、四肢出现水肿性红斑，红斑基础上的水疱和大疱，尼氏征阴性（图 3-41），瘙痒明显。皮肤病理学 HE 染色提示：局灶性基底细胞液化变性，真皮浅层及中部血管周围淋巴细胞及嗜酸性粒细胞为主的炎症浸润。免疫荧光检查提示：皮肤表皮与真皮交界处可见 IgM、C3 呈线状沉积。外周血间接免疫荧光检测提示高滴度的抗 BP180 抗体及抗 BP230 抗体。综合考虑为大疱性类天疱疮，予以局部外用糖皮质激素软膏，系统使用糖皮质激素和美满霉素等对症治疗后，皮疹和症状明显好转。

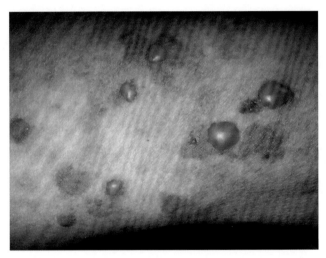

图 3-41　卡瑞丽珠单抗治疗后出现的大疱性类天疱疮
注：患者躯干多发水肿性红斑，张力性水疱和大疱，尼氏征阴性。

（三）帕博利珠单抗治疗后出现结节性类天疱疮

皮肤鳞癌患者，使用帕博利珠单抗治疗 6 次后，患者躯干、四肢和口唇出现多发水肿性红斑，粟粒至黄豆大小，部分中央水疱、糜烂，似多形红斑样改变（图 3-42）。复诊可见大小不等的结节、糜烂、破溃、结痂和脱屑（图 3-43）。皮疹瘙痒明显，皮肤病理学 HE 染色提示：表皮增生，部分区呈假上皮瘤样增生，界面可见较多凋亡的角质形成细胞及色素细胞，真皮浅层小血管周围可见较多淋巴细胞浸润。外周血间接免疫荧光检测到高滴度的抗 BP180 抗体。综合考虑为结节性类天疱疮，予以局部外用糖皮质激素软膏，短期系统使用糖皮质激素和美满霉素等对症治疗后，皮疹和症状明显好转（图 3-44、图 3-45）。该患者发病过程中并未出现典型的水疱和大疱，病理学表现也并非是经典的类天疱疮的表现。因此，临床上需要注意和重视，需结合临床特点、病理学和实验室检查综合判断。

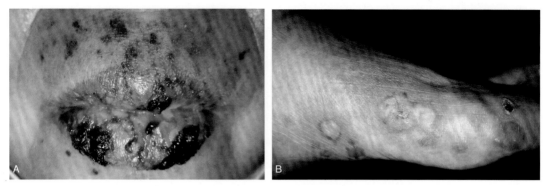

图 3-42　帕博利珠单抗治疗后出现的结节性类天疱疮

注：患者口唇(A)红斑、糜烂和结痂；足背(B)多发水肿性红斑，部分中央水疱和破溃。

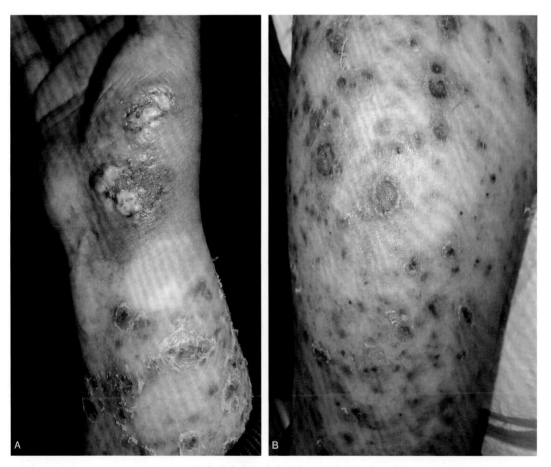

图 3-43　帕博利珠单抗治疗后出现的结节性类天疱疮

注：患者皮疹变化，可见四肢(A、B)红斑、斑丘疹、结节、糜烂和溃疡、结痂和脱屑。

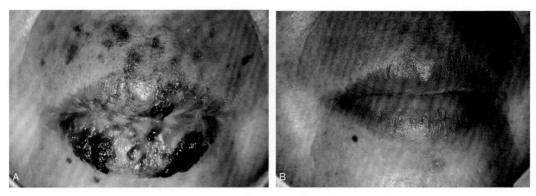

图 3-44　患者口唇皮疹治疗前(A)后(B)变化

注：患者经过规范积极治疗后，口唇(A、B)红斑糜烂及结痂明显消退。

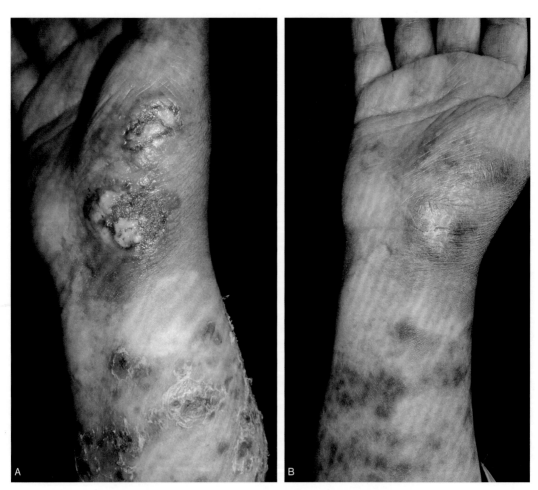

图 3-45　患者治疗前(A)后(B)前臂和手部皮疹变化

注：患者经过规范积极治疗后，前臂(A、B)红斑消退，糜烂溃疡愈合，遗留色素沉着。

┃第七节┃皮肌炎

┃一、临床表现

皮肌炎是一种以皮肤和肌肉炎症病变表现为特征的自身免疫性疾病,常伴有内脏器官(如肺)损伤,并常合并有肿瘤。临床上,会有肿瘤患者使用免疫检查点抑制剂后出现皮肌炎的情况。和传统的皮肌炎相比,PD-1/PD-L1抑制剂引起的皮肌炎也有异质性。部分患者皮疹分布与传统皮肌炎相似,但炎症损伤和皮疹更严重,肌肉损伤也更明显。通常表现为肌痛肌无力、吞咽困难及肌酸激酶水平异常增高等,也可伴有心肌的损伤。部分患者仅表现为轻度的皮疹,没有明显的内脏器官损伤。Moreira等学者的研究发现,免疫检查点抑制剂导致的皮肌炎中,肌炎特异性抗体阳性率(29%)较特发性炎症性肌病(idiopathic cinflammatory myopathies,IIM)(80%)低;且男性占71%,而通常皮肌炎的男女发病比例为1:2。皮肌炎本身与恶性肿瘤也有一定的相关性。因此,抗肿瘤治疗后出现的皮肌炎是肿瘤伴发,还是由免疫检查点抑制剂诱发存在一定的争议,但从机制上讲,PD-1/PD-L1抑制剂可以激活免疫系统,理论上,可以诱发和加重皮肌炎。临床上,皮肌炎的诊断需结合患者的临床表现、自身抗体检测和影像学检查综合判断。

┃二、诱发药物

在一项统计中,PD-1抑制剂引发皮肌炎占多数,如纳武单抗、派姆单抗;其他PD-L1抑制剂及CTLA-4抑制剂免疫治疗药物,如伊匹木单抗、阿特珠单抗等也可引发皮肌炎。

┃三、可能的发病机制

这些免疫治疗药物主要通过阻断各种免疫检查点通路的抑制性作用,从而增强人体的抗肿瘤免疫反应。免疫细胞被过度活化后在杀伤肿瘤的同时也会攻击人体正常组织,从而引起全身多器官和多系统的自身免疫相关不良反应。有个案报道,免疫治疗引起的皮肌炎可能与皮肤肌肉中的 $CD8^+$ T细胞及巨噬细胞激活相关。Sooraj等学者在对免疫检查点抑制剂导致的肌炎病例研究中发现,该患者受累的肌肉组织免疫组化显示II型肌纤维萎缩伴 $CD8^+$ 和 $CD4^+$ T细胞混合浸润,提示肌肉中的T细胞群克隆性扩增。而PD-1轴也与IIM的发展有关。骨骼肌细胞通常表达PD-L1,它能够与效应T细胞表面的PD-1结合,从而诱导效应T细胞失能,避免效应T细胞过度活化并攻击自身肌肉及皮肤组织。PD-1或PD-L1抑制剂的使用导致骨骼肌细胞上的PD-L1不能与效应T细胞上的PD-1正常结合,从而减弱骨骼肌细胞促效应T细胞失能的作用,最终导致某些自身反应性的效应T细胞持续活化,并攻击自身皮肤及肌肉组织,诱发皮肌炎。

四、治疗

与传统的皮肌炎相比,如有重要器官和系统累及,除了系统糖皮质激素治疗外,还需要更积极的治疗,如静脉丙种球蛋白冲击和/或免疫抑制剂(如环孢素)等治疗。同时针对不同的并发症,如肺部间质性改变和吞咽困难等进行对症治疗。

五、临床病例

(一)PD-1抑制剂治疗后出现皮肌炎

肺癌患者,使用PD-1抑制剂4周后。患者眼周高度水肿,额部、眉弓、鼻翼、口周、胸前V字区和颈背部出现大片紫红色水肿性红斑,局部可见坏死、破溃和结痂(图3-46)。患者伴有乏力、肌痛、肌无力,下蹲后起立困难和吞咽困难。入院排查发现患者肌酶和转氨酶进行性升高,心肌酶升高,骨髓抑制:表现为血小板和白细胞计数减低,抗TIF-1γ抗体阳性。肺高分辨CT扫描提示双肺多发磨玻璃影(图3-47)。综合临床表现和实验室检查诊断为皮肌炎,考虑患者多器官和系统累及,病情重且进展快,予以系统糖皮质激素治疗、丙种球蛋白冲击和联合环孢素治疗后,患者病情逐渐好转(图3-48)。

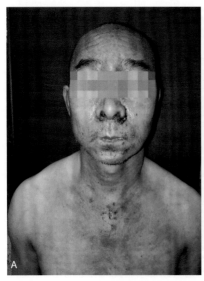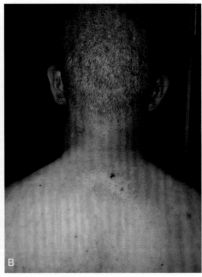

图3-46 PD-1抑制剂治疗后出现的皮肌炎

注:患者眼周高度水肿,额部、鼻翼、胸前V字区(A)和颈背部(B)出现大片紫红色水肿性红斑,局部坏死、破溃和结痂。

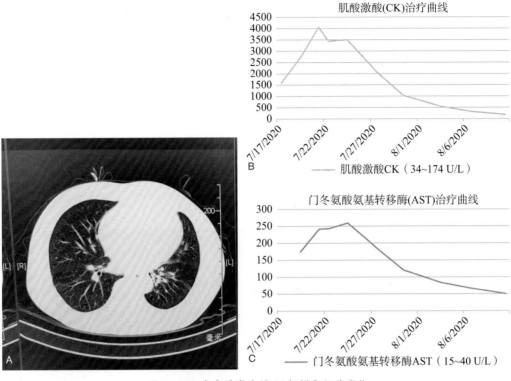

图 3-47　患者肺高分辨 CT 扫描和肌酶变化

注：患者肺高分辨 CT 扫描(A)提示有磨玻璃样改变，肌酶(B)和肝酶(C)进行性增高，治疗后逐渐恢复正常。

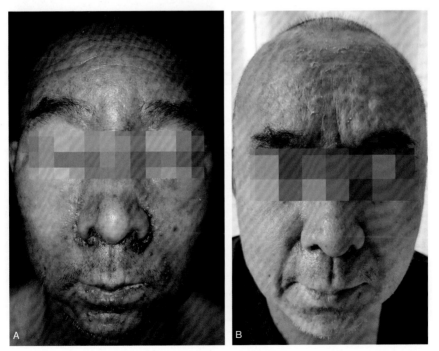

图 3-48　面部皮疹治疗前(A)后(B)对比

注：治疗后患者眼周水肿消退，额面鼻翼陈旧性暗紫色斑疹伴少许粗糙和脱屑(A、B)。

（二）派安普利单抗治疗后出现皮肌炎

胸腺肿瘤患者，使用安罗替尼和实验用 PD-1 抑制剂派安普利单抗。PD-1 抑制剂使用后 1 周，患者出现面部、颈背和双手皮疹，伴瘙痒。皮肤科就诊查体后发现额部、颧颊、鼻背、鼻唇沟及双侧下颌角均呈紫红色水肿性斑片，颈后肩背和腰部大片紫红色斑疹，少许结痂，双手掌指关节和近端指间关节背紫红色斑丘疹，甲小皮增生伴出血点（图 3-49～图 3-51）。伴下蹲后起立困难，双手上举困难，实验室检测提示有肌酶升高、甲状腺功能减低及抗 TIF-1γ 抗体阳性。综合诊断皮肌炎，予以口服泼尼松治疗，用药后皮疹和症状逐渐好转，并逐渐停用泼尼松。

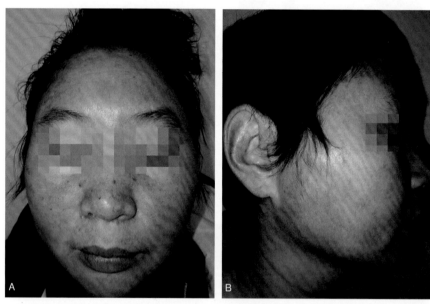

图 3-49 派安普利单抗治疗后出现的皮肌炎面部皮疹

注：患者额部、颧颊、鼻背（A）和下颌角（B）大片紫红色斑疹。

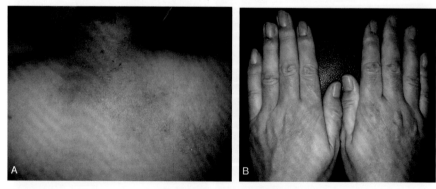

图 3-50 皮肌炎患者颈后、肩背和手背皮疹

注：患者颈后、肩背（A）紫红色水肿性斑片，少许结痂，双手掌指关节、近端指间关节处（B）紫红色斑丘疹，甲小皮增生和点状出血。

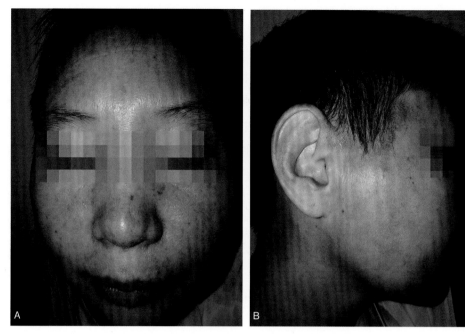

图 3-51　皮肌炎患者治疗后面部皮疹好转

注：患者治疗后额部、面颊、鼻背(A、B)皮疹明显消退。

| 第八节 | 白癜风

| 一、临床表现

白癜风是以色素减退为主要表现的获得性免疫炎症性疾病,疾病本身会造成患者损容性的损害,影响患者社交,对患者的心理也会造成严重影响。肿瘤治疗特别是免疫检查点抑制剂治疗导致白癜风样皮损好发于面部、躯干和肢端等暴露部位。恶性黑色素瘤免疫治疗后更容易出现白癜风样皮疹,皮疹可泛发全身,也可局限在黑色素瘤周边。

| 二、诱发药物

肿瘤治疗过程中针对免疫检查点药物常可诱发白癜风样皮损发生。此类药物包括程序性死亡受体 1 抑制剂(PD-1 抑制剂)以及 PD-L1 抑制剂,其适用于黑色素瘤、肾细胞癌、非小细胞肺癌和头颈部肿瘤的治疗。另外,CTLA-4 抑制剂的抗体也常常有诱发白癜风皮损的相关报道。

三、可能机制

选择性 PD-1 抑制剂最初用于治疗恶性黑色素瘤。PD-1 主要表达于活化的 T 细胞、B 细胞及巨噬细胞。在肿瘤微环境下,肿瘤细胞为逃避免疫细胞攻击,通过异常表达负性调节共刺激分子 PD-L1,与免疫细胞表面结合 PD-1,形成免疫逃逸。而抑制 PD-1/PD-L1 结合,尤其是促进肿瘤抗原特异性 T 细胞重新恢复识别功能,阻止肿瘤细胞的免疫逃逸,也会造成正常黑色素细胞的损伤。黑色素瘤细胞中黑色素细胞分化抗原 MART-1、gp100 以及酪氨酸酶相关蛋白-2 也在正常的黑色素细胞中表达。当特定的 T 细胞识别和攻击黑色素瘤中这些抗原时,"敌我不分"破坏了正常的黑色素细胞,造成正常黑色素细胞的脱失,导致白癜风的发生。因此,多达 25% 患者在使用选择性 PD-1 抑制剂治疗期间发生白癜风样皮损,可能是 T 细胞的过度活化和异常的免疫反应导致。有报道,色素减退皮损出现可作为治疗反应的替代标志。

四、治疗

白癜风主要影响患者的美观。因此,临床上要根据患者的需求决定治疗和治疗方案。白癜风处于进展期时,局部可外用超强效或强效糖皮质激素,面部、皱褶及柔嫩部位可局部外用钙调神经磷酸酶抑制剂。同时可以配合光疗如 NB-UVB 和 308 激光治疗促进色素的恢复。

五、临床病例

(一) 帕博利珠单抗治疗后出现白癜风

左足部恶性黑色素瘤患者,局部手术后行帕博利珠单抗治疗 16 个月后,患者黑色素瘤手术切口周边、头部、双手背和腰部出现泛发性乳白色色素减退斑(图 3-52)。患者伴有肺部转移,并联合贝伐立珠单抗治疗。

(二) 替雷利珠单抗治疗后出现白癜风

肺癌患者,使用替雷利珠单抗治疗 5 个疗程后,患者口唇、颈部、双上肢、下肢和躯干出现泛发性乳白色白斑和周边色素沉着(图 3-53)。考虑患者白斑累及面部、手背和前臂暴露部位明显,影响美观,予以局部外用钙调磷酸酶抑制剂和糖皮质激素,口服复合维生素 B 治疗,并随访皮疹变化。

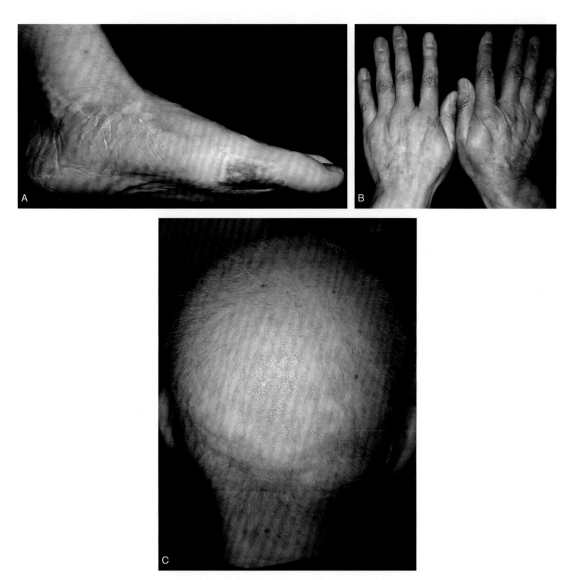

图 3-52　帕博利珠单抗治疗后出现的白癜风

注：A. 患者手术切口周边出现乳白色色素减退斑，红斑、乳白色色素减退斑和色素沉着的三色性色素异常；B. 患者双手掌背可见散在边界清楚的乳白色色素减退斑；C. 患者枕后头皮可见多发乳白色色素减退斑，伴局部头发的变白。

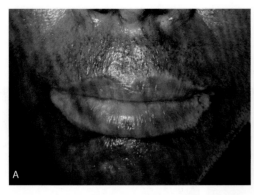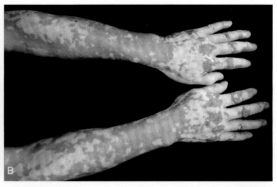

图 3-53 替雷利珠单抗治疗后出现的白癜风

注：A. 患者口唇色素减退明显，色素减退斑周边可见线状色素沉着；B. 双手指、掌和前臂泛发乳白色白斑和斑片，白斑中可见点状肤色，白斑周边色素沉着。

| 第九节 | 过敏性紫癜

| 一、 临床表现

该病为 IgA 抗体介导的超敏反应性毛细血管和小血管炎，除了引起皮肤可触及的紫癜，严重者也常累及肾脏、消化道和关节。该病病因复杂，比较常见的诱发因素包括上呼吸道感染、食物或药物诱发。皮疹好发于躯干、四肢伸侧。临床中也会见到使用免疫检查点抑制剂后诱发过敏性紫癜的病例。

| 二、 诱发药物

免疫点抑制剂药物导致过敏性紫癜的小血管炎样皮损发生，此类药物包括程序性死亡受体 1 抑制剂（PD-1 抑制剂）如尼沃单抗和培布珠单抗等，以及 PD-L1 抑制剂如阿特珠单抗、阿伟鲁单抗等，该类药物主要应用于肺癌（鳞状细胞癌和非小细胞肺癌）、胃癌、肝癌、霍奇金淋巴瘤、食管癌、黑色素瘤等恶性肿瘤治疗。

| 三、 可能机制

选择性 PD-1/PD-L1 抑制剂所致过敏性紫癜的发病机制尚不明确，可能是其 T 细胞活化增强，导致 B 细胞活化，抗体分泌增多，抗原抗体免疫复合物沉积在血管壁，激活补体，导致毛细血管和小血管周围炎症，血管通透性增加。

四、治疗

对于单纯皮肤型,可给予维生素 C、抗组胺药、钙剂和外用糖皮质激素等治疗。而对于同时出现进行性肾脏损害、关节损害等,可应用糖皮质激素,或与环磷酰胺联合使用。

五、临床病例

(一)信迪利单抗治疗后出现过敏性紫癜

肝恶性肿瘤患者术后,应用信迪利单抗治疗 3 次后,四肢逐渐出现多发针尖大小可触及红斑,压之不褪色,部分融合成瘀斑(图 3-54)。综合考虑过敏性紫癜,患者无肾脏、消化道和关节的累及。予以口服抗过敏药和维生素 C、外用糖皮质激素治疗后,患者皮疹明显缓解。

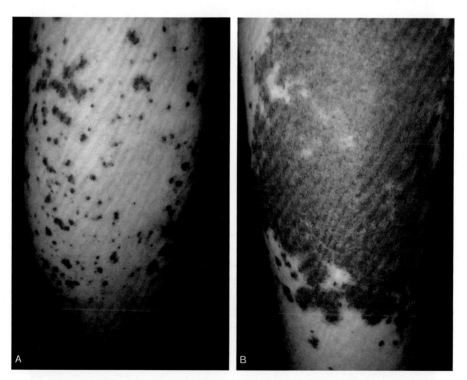

图 3-54　信迪利单抗治疗后出现的下肢过敏性紫癜

注: A. 患者下肢为主针尖至豆粒大小不等可触及红斑、斑丘疹,压之不褪色; B. 患者下肢可见融合性大片瘀斑,压之不褪色。

（二）卡瑞利珠单抗治疗后出现过敏性紫癜

肝恶性肿瘤术后患者，应用卡瑞利珠单抗治疗 4 d 后双下肢出现对称性多发紫红色斑疹，压之不褪色（图 3 - 55）。综合考虑过敏性紫癜，患者无肾脏、消化道和关节累及。予以口服抗过敏药和维生素 C，外用糖皮质激素治疗后患者皮疹明显缓解。

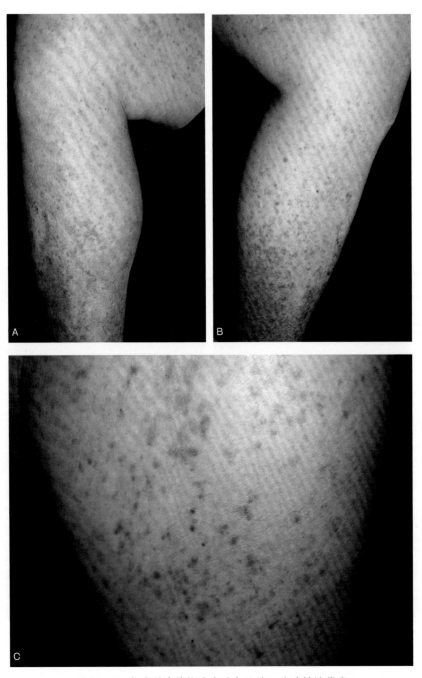

图 3 - 55 卡瑞利珠单抗治疗后出现的下肢过敏性紫癜

注：患者下肢伸屈侧（A、B）多发密集分布针尖至豆粒大小不等可触及红色斑疹，压之不褪色；局部放大照片（C）。

｜第十节｜荨麻疹

｜一、　临床表现

荨麻疹是由于皮肤、黏膜等小血管扩张和暂时性通透性增加而发生的局限性水肿，除皮肤表现红斑和风团特征性皮损外，通常伴有瘙痒等自觉症状，严重者可累及呼吸道和消化道，甚至导致过敏性休克。荨麻疹病因复杂，感染、食物、药物、物理因素和精神因素均可引起本病。其中药物诱发是一重要的诱因。临床上，免疫检查点抑制剂引起的荨麻疹相对较轻，这与传统药物诱发较重的荨麻疹有一定的差别。

｜二、　诱发药物

免疫检查点抑制剂包括 PD－1 抑制剂、PD－L1 抑制剂以及针对细胞毒性 T 淋巴细胞相关抗原 4 的抗体均可诱发荨麻疹的发生。

｜三、　可能机制

PD－1/PD－L1 抑制剂是一类免疫检查点抑制剂，其在重新活化 T 细胞增强宿主杀伤肿瘤细胞的同时，亦对非肿瘤细胞产生作用。荨麻疹的发生可能与 T 细胞活化及其大量分泌的细胞因子激活肥大细胞释放组胺和炎症介质等引起血管通透性增加相关。

｜四、　治疗

如无上呼吸道和消化道累及，常规抗组胺药物治疗，皮疹和症状可以得到控制。如患者皮疹泛发，有呼吸困难和气急等症状，需要及时使用系统糖皮质激素治疗。如出现休克和喉头水肿等，应该立即抢救，科学评估后予以肾上腺素皮下注射，系统糖皮质激素治疗，以及对症支持治疗等。

｜五、　临床病例

（一）卡瑞丽珠单抗治疗后出现荨麻疹

肠癌肝转移患者，应用卡瑞丽珠单抗 1 次后，18 d 后出现躯干、四肢多发水肿性红斑和风团（图 3－56），瘙痒明显。予以对症抗组胺药物治疗后患者皮疹和症状明显好转。患者并未因此停用卡瑞丽珠单抗治疗。

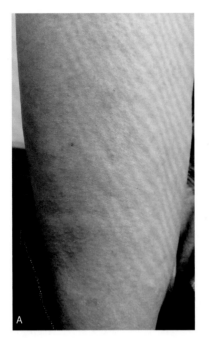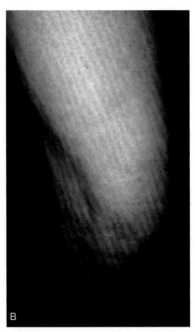

图 3-56　卡瑞丽珠单抗治疗后出现的荨麻疹

注：患者双下肢出现大片多发水肿性红斑和风团（A、B）。

（二）帕博利珠单抗治疗后出现荨麻疹

肺癌患者，使用帕博利珠单抗治疗后出现躯干红斑和风团（图 3-57），查体皮肤划痕征阳性，皮疹瘙痒明显。对症予以抗组胺药物治疗后皮疹和症状明显好转。

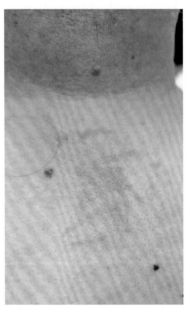

图 3-57　帕博利珠单抗治疗后出现的荨麻疹

注：患者前胸散在大小不一的线状水肿性红斑，可自行消退。

| 第十一节 | 血管瘤

| 一、临床表现

血管瘤具有血管内皮细胞异常增殖及新生血管形成的特点,肿瘤免疫治疗引发的"血管瘤",其实质是反应性毛细血管增生症(reactive cutaneous capillary endothelial proliferation,RCCEP),多见于头面部和躯干。按照外观形态,大致可分为"红痣型"、"珍珠型"、"桑葚型"、"斑片型"和"瘤样型"5种类型,以"红痣型"和"珍珠型"最为多见。临床表现为大小不等的红色斑丘疹或结节,表面光滑,易破溃出血,较传统血管瘤颜色更深红。也可出现口唇、头皮肉芽肿样结节、糜烂和溃疡。大多数患者在首次用药后第1个周期(2~4周时间内)出现RCCEP;停药后1~2个月可自行萎缩、消退或坏死脱落。多项临床研究提示,RCCEP的发生与抗肿瘤客观疗效相关。

根据临床研究和实践观察的结果,专家组提出RCCEP的分级标准如下。

1级:多个或单个结节,其中最大结节直径≤10 mm,伴或不伴破溃出血。

2级:多个或单个结节,最大结节直径>10 mm,伴或不伴破溃出血。

3级:全身泛发性皮肤结节,并发皮肤感染。

4级:多发和泛发,威胁生命。

5级:引起死亡。

| 二、诱发药物

RCCEP是PD-1抑制剂卡瑞丽珠单抗(camrelizumab)最常见的免疫相关不良反应。另据文献报道,某些VEGFR2单克隆抗体,如雷莫芦单抗(ramucirumab)也会引起皮肤毛细血管增生。

| 三、可能的发病机制

RCCEP发生的确切机制仍不清楚,根据皮损活检发现组织中VEGF-A明显上调,提示VEGF-A的反馈性上调在毛细血管增生中发挥重要作用。研究报道推测,PD-1抑制剂阻断免疫抑制通路,重新激活免疫应答,破坏了促血管生长因子与抑制血管生长因子之间的动态平衡,刺激Th2细胞分泌IL-4和GM-CSF,促进皮肤内常驻M0型巨噬细胞向M2型分化扩增,且释放VEGF-A,刺激皮肤毛细血管内皮细胞发生良性增生。Lim等学者的一项研究发现,一名使用雷莫芦单抗后出现血管瘤的患者的 *p.*

T771R KDR（VEGFR2）基因发生突变，推测该基因突变与血管瘤发生存在相关性。

四、治疗

已知的免疫检查点抑制剂与 VEGFR2 抗体引起的 RCCEP 大多为 1～2 级，多数情况下无须停药和特殊处理，患者会逐渐适应，结节可自行缩小甚至消退；而停药后，1～2 个月也可以自行消退。RCCEP 若破溃出血，可行局部止血，必要时外涂抗生素软膏以预防感染；影响美观或生活质量的可以予手术切除、激光或液氮冷冻治疗。也可局部外用强效糖皮质激素。如果出现严重的皮肤感染，则应积极给予局部或全身性抗生素治疗。如果遇到 3 级及以上的 RCCEP，应对症处理，慎重评估停止用药，待降到 1～2 级后，可再恢复用药。

五、临床病例

（一）卡瑞丽珠单抗治疗后出现血管瘤

肝癌患者，使用卡瑞丽珠单抗 9 个月后，头面部及躯干多发粟米至黄豆大小鲜红、深红色球形丘疹，表面光滑，碰破容易出血。皮疹似樱桃状血管瘤，但较传统血管瘤颜色更加深红（图 3-58）。

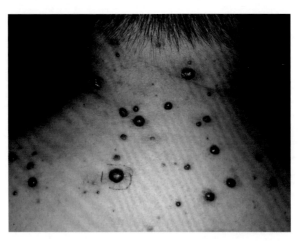

图 3-58　卡瑞丽珠单抗治疗后出现的血管瘤

注：患者颈后肩背多发粟粒到黄豆大小红色斑丘疹和结节。

（二）卡瑞丽珠单抗治疗后出现血管瘤

宫颈癌肝转移患者，使用卡瑞丽珠单抗治疗 2 次后，颈部躯干出现多发针尖到粟粒大小红色和深红色斑疹和斑丘疹，血痂（图 3-59）。皮疹予以外用强效糖皮质激素治疗后有所改善。

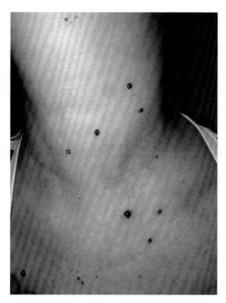

图 3‐59　卡瑞丽珠单抗治疗后出现的血管瘤

注：患者颈部胸前多发红色斑疹和斑丘疹，破溃易出血。

（三）卡瑞丽珠单抗治疗后出现血管瘤和化脓性肉芽肿

胃癌患者，使用卡瑞丽珠单抗治疗 1 次后，头皮和下唇出现黄豆至蚕豆大小肉芽肿样暗红色结节，表面粗糙，乳头状，碰破易出血和结血痂，头皮可见散在粟粒大小红色斑丘疹，压之不褪色（图 3‐60），皮疹予以液氮冷冻治疗后有所改善。

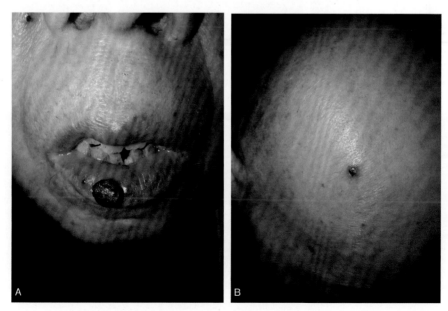

图 3‐60　卡瑞丽珠单抗治疗后出现的血管瘤和化脓性肉芽肿

注：患者下唇（A）暗红色黄豆大小结节，表面血痂，头皮（B）可见散在红色斑丘疹和血痂。

第十二节 | 肿瘤靶向药和免疫检查点抑制剂联合应用诱发的皮肤病

（一）PD-1 抑制剂和索拉非尼联用后出现湿疹和手足皮肤反应

肝恶性肿瘤患者，使用临床试验用 PD-1 抑制剂和索拉非尼，3 个月后躯干、四肢弥漫性红斑、斑丘疹、融合成片，部分结痂脱屑，手足掌侧疼痛性水肿性红斑，后脱屑、角化过度和皲裂（图 3-61、图 3-62）。在免疫检查点抑制剂和靶向药联用出现皮疹时，判定是何种药物引起的皮疹尤为关键。首先可以根据用药时间和皮疹发生时间进行初步判断，若同时开始用药，则根据皮疹类型进行判断。一般来说，皮肤不良反应以免疫检

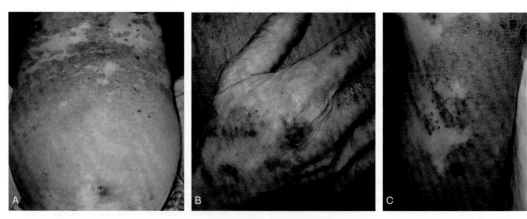

图 3-61　PD-1 抑制剂治疗后出现的湿疹

注：患者胸腹（A）、四肢（B、C）弥漫性红斑、融合性斑片、斑丘疹、糜烂、渗液、结痂和脱屑。

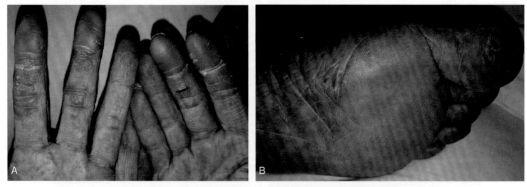

图 3-62　索拉非尼治疗后出现的手足皮肤反应

注：患者手（A）、足（B）掌跖腹陈旧性水肿性红斑，角化性斑疹，表面粗糙、干燥、皲裂、结痂和脱屑。

查点抑制剂为主，靶向药为辅，而靶向药引发的皮疹有一定规律，如EGFR抑制剂易诱发毛囊炎样皮疹、甲沟炎和皮肤干燥等，血管内皮生长因子受体VEGFR和PDGFR抑制剂易诱发手足皮肤反应等，可以根据这些已有的经验来判断。而PD-1抑制剂引起的皮肤病相对来说更加复杂多样，但也有一定的潜在规律，即多数出现免疫炎症性或自身免疫相关的皮肤病，如湿疹、银屑病、扁平苔藓、大疱性类天疱疮和皮肌炎等。

　　本例患者PD-1抑制剂和索拉非尼同时开始使用，故可以根据患者的皮疹来推测。索拉非尼靶向抑制VEGFR/PDGFR，这类药物引起皮肤反应中最常见的就是手足皮肤反应，而该患者的初期手足出现了典型的疼痛性水肿性红斑，后演变为局灶性角化过度、粗糙和苔藓化，即为索拉非尼引起的手足皮肤反应。患者躯干四肢多形性皮疹则是由PD-1抑制剂引起的湿疹样改变。所以当患者联用抗肿瘤药物同时出现复合型皮疹时，需对皮疹进行科学而综合的判断。

　　对于治疗，该患者未停用抗肿瘤药物，予以口服抗组胺药、复方甘草酸苷片及沙利度胺片，外用糖皮质激素软膏等治疗。治疗后躯干四肢红斑颜色逐渐变淡、消退，手足红斑及角化减轻。整体上讲，当免疫检查点抑制剂和靶向药联合使用时，可根据病史及皮疹类型判断是由何种药物引起，再对症治疗，一般不主张随意停用抗肿瘤治疗药物。

（二）特瑞普利单抗和仑伐替尼联合应用后出现银屑病样、湿疹样皮疹和手足皮肤反应

　　肝恶性肿瘤患者，使用PD-1抑制剂特瑞普利单抗和仑伐替尼，3个月后躯干、四肢多发红色斑丘疹、斑块，融合成大片，上覆厚鳞屑，局部糜烂渗液、结痂。双手掌疼痛性水肿性红斑和散在水疱（图3-63～图3-66）。从患者的皮疹看，既有银屑病的红斑鳞屑样

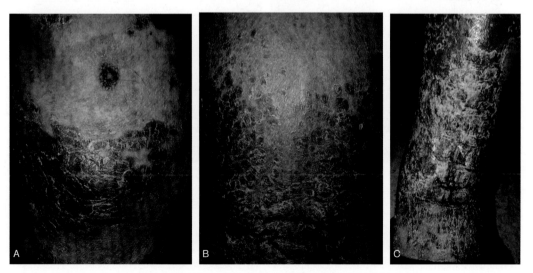

图3-63　特瑞普利单抗治疗后出现的银屑病和湿疹样皮疹

　　注：患者躯干（A、B）多发深红色斑丘疹、融合性斑块，上覆厚鳞屑和结痂，下肢伸侧（C）局部可见糜烂、渗液和结痂。

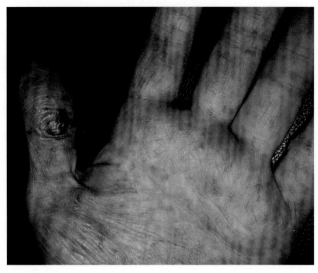

图 3-64　仑伐替尼治疗后出现的手足皮肤反应
注：患者拇指腹、手掌心多发水肿性红斑和水疱，皮疹压痛。

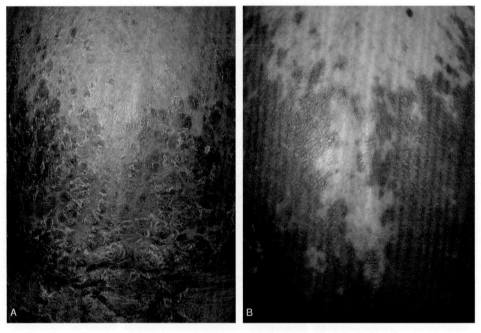

图 3-65　躯干银屑病治疗前(A)后(B)变化
注：治疗后患者腰背皮疹明显消退，遗留色素沉着。

改变，也有湿疹糜烂渗液的特点。 患者身上同时出现银屑病样和湿疹样皮疹，这是免疫检查点抑制剂引起皮肤不良反应的特点。 而手足皮肤反应则是由仑伐替尼引起。

　　该患者未停用抗肿瘤药物，予以口服抗组胺药物及复方甘草酸苷片，外用糖皮质激素软膏等治疗。 治疗后，患者皮疹明显消退，银屑病及湿疹样皮损处遗留色素沉着。

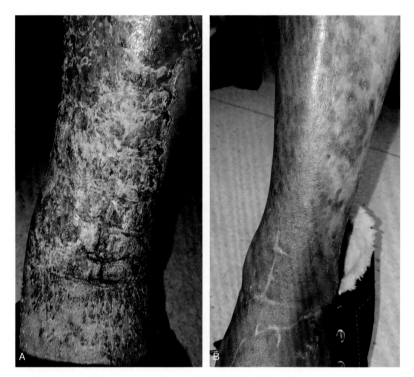

图 3-66　下肢湿疹样皮疹治疗前后变化

注：患者治疗后患者皮疹明显好转，遗留色素沉着（A、B）。

参考文献

[1] 王媛，冯素英. 药物诱发大疱性类天疱疮的研究进展 [J]. 中华皮肤科杂志，2020，53(06)：487 - 489.

[2] 徐欣植，杨骥. PD - 1 抑制剂所致皮肤不良反应的临床诊治 [J]. 中国临床医学，2021，28(6)：1079 - 1081.

[3] 徐欣植，杨骥. 肿瘤靶向药及免疫检查点抑制剂相关皮肤病及诊治进展 [J]. 中国临床医学，2021，28(6)：943 - 947.

[4] 许爱娥. 白癜风诊疗共识(2018 版) [J]. 中华皮肤科杂志，2018，51(4)：247 - 250.

[5] 赵辨. 中国临床皮肤病学 [M]. 2 版. 南京：江苏凤凰科学技术出版社，2017.

[6] 中国临床肿瘤学会抗肿瘤药物安全管理专家委员会，中国临床肿瘤学会免疫治疗专家委员会. 卡瑞利珠单抗致反应性皮肤毛细血管增生症临床诊治专家共识 [J]. 临床肿瘤学杂志，2020，25(9)：840 - 848.

[7] 中华医学会皮肤性病学分会，中国医师协会皮肤科医师分会. 自身免疫性表皮下大疱病诊疗共识（2022）[J]. 中华皮肤科杂志，2022，55(1)：1 - 11.

[8] ANG A，GSP B，DMBM A，et al. Immune checkpoint inhibitor-related dermatologic adverse events [J]. J Ame Acad Dermatol，2020，83(5)：1255 - 1268.

[9] AYIROOKUZHI S J，MA L，RAMSHESH P，et al. Imatinib-induced sweet syndrome in a patient with chronic myeloid leukemia [J]. Arch Dermatol，2005，141(3)：368 - 370.

[10] COLEMAN E L，OLAMIJU B，LEVENTHAL J S. The life-threatening rash of immune checkpoint inhibitor therapy [J]. Clin Dermatol，2019，38(1)：94 - 104.

[11] COLEMAN E，KO C，DAI F，et al. Inflammatory eruptions associated with immune checkpoint inhibitor therapy：a single-institution retrospective analysis with stratification of reactions by toxicity and implications for management [J]. J Am Acad Dermatol，2019，80(4)：990 - 997.

[12] COLEMAN E，KO C，DAI F，et al. Inflammatory eruptions associated with immune checkpoint inhibitor therapy：a single-institution retrospective analysis with stratification of reactions by toxicity and implications for management [J]. J Am Acad Dermatol，2019，80(4)：990 - 997.

[13] DAGHER S H，BLOM A，CHABANOL H，et al. Cutaneous toxicities from targeted therapies used in oncology：Literature review of clinical presentation and management [J]. Int J Womens Dermatol，2021，7：615 - 624.

[14] DE D，MALHOTRA P，SAIKIA U N. Imatinib mesylate-induced severe lichenoid rash [J]. Indian J Dermatol Venereol Leprol，2014，80(1)：93 - 95.

[15] DING F，LIU B，WANG Y. Risk of hand-foot skin reaction associated with vascular endothelial growth factor-tyrosine kinase inhibitors：a meta-analysis of 57 randomized controlled trials involving 24，956 patients [J]. J Am Acad Dermatol，2020，83(3)：788 - 796.

[16] DULOS J，CARVEN G J，VAN BOXTEL S J，et al. PD - 1 blockade augments Th1 and Th17 and suppresses Th2 responses in peripheral blood from patients with prostate and advanced melanoma cancer [J]. J Immunother，2012，35(2)：169 - 178.

［17］ EIGER D， WAGNER M， PONDE N F， et al. The impact of cyclin-dependent kinase 4 and 6 inhibitors (CDK4/6i) on the incidence of alopecia in patients with metastatic breast cancer (BC) ［J］. Acta Oncol， 2020， 59(6)：723－725.

［18］ ELLIS S， VIERRA A， MILLSOP J， et al. Dermatologic toxicities to immune checkpoint inhibitor therapy： a review of histopathologic features ［J］. J Am Acad Dermatol， 2020， 83 (4)：1130－1143.

［19］ ERGENE U， OZBALCI D. Successful management of imatinib despite alopecia and nail necrosis ［J］. Transfus Apher Sci， 2013， 48(2)：271－272.

［20］ FARBER S A， SAMIMI S， ROSENBACH M. Ulcerations within striae distensae associated with bevacizumab therapy ［J］. J Am Acad Dermatol，2015，72(1)：e33－e35.

［21］ GAULT A， ANDERSON A E， PLUMMER R， et al. Cutaneous immune-related adverse events in patients with melanoma treated with checkpoint inhibitors ［J］. Br J Dermatol，2021，185(2)：263－271.

［22］ GUGGINA L M， CHOI A W， CHOI J N. EGFR inhibitors and cutaneous complications： a practical approach to management ［J］. Oncol Ther， 2017， 5(2)：135－148.

［23］ HEPPER D， WU P， ANADKAT M. Scarring alopecia associated with the epidermal growth factor receptor inhibitor erlotinib ［J］. J Am Acad Dermatol， 2011， 64(5)：996－998.

［24］ BOLOGNIA J L， SCHAFFER J V， CERRONI L，et al. 皮肤病学 ［M］. 朱学骏，王宝玺，孙建方，等译. 北京：北京大学医学出版社，2019：129－248.

［25］ JANKU F， RAZAK A R A， CHI P， et al. Switch control inhibition of KIT and PDGFRA in patients with advanced gastrointestinal stromal tumor： a phase I study of ripretinib ［J］. J Clin Oncol， 2020， 38(28)：3294－303.

［26］ JOHN S， ANTONIA S J， ROSE T A， et al. Progressive hypoventilation due to mixed CD8$^+$ and CD4$^+$ lymphocytic polymyositis following tremelimumab-durvalumab treatment ［J］. J Immunother Cancer， 2017， 5(1)：54.

［27］ KHAC-DUNG N. Drug-induced Stevens-Johnson syndrome and toxic epidermal necrolysis in Vietnamese spontaneous adverse drug reaction database： a subgroup approach to disproportionality analysis ［J］. J Clin Pharm Ther， 2018， 0(6)：1－9.

［28］ KHOSHNAM-RAD N， GHEYMATI A， JAHANGARD-RAFSANJANI Z. Tyrosine kinase inhibitors-associated pyoderma gangrenosum， a systematic review of published case reports ［J］. Anticancer Drugs，2022，33(1)：e1－e8.

［29］ KIYOHARA Y， YAMAZAKI N， KISHI A. Erlotinib-related skin toxicities： treatment strategies in patients with metastatic non-small cell lung cancer ［J］. J Am Acad Dermatol， 2013， 69(3)：463－72.

［30］ LACOUTURE M E， SIBAUD V， ANADKAT M J， et al. Dermatologic adverse events associated with selective fibroblast growth factor receptor inhibitors： overview， prevention， and management guidelines ［J］. Oncologist， 2021,26(2)：e316－e326.

［31］ LACOUTURE M， SIBAUD V. Toxic side effects of targeted therapies and immunotherapies affecting the skin， oral mucosa， hair， and nails ［J］. Am J Clin Dermatol， 2018， 19：31－9.

［32］ LARSABAL M， MARTI A， JACQUEMIN C， et al. Vitiligo-like lesions occurring in patients receiving anti-programmed cell death-1 the rapies are clinically and biologically distinct from vitiligo ［J］. J Am Acad Dermatol， 2017， 76：863－870.

［33］ LUDWIG C， GOH V， RAJKUMAR J， et al. Drug eruptions associated with tumor therapy： great imitators. Clin Dermatol ［J］. 2020, 38(2)：208－215.

［34］ MISTRY N， GUPTA A， ALAVI A， et al. A review of the diagnosis and management of erythroderma (generalized red skin) [J]. Adv Skin Wound Care, 2015, 28(5): 228 - 236.

[35] NGUYN T, MARIA A, LADHARI C, et al. Rheumatic disorders associated with immune checkpoint inhibitors: what about myositis? An analysis of the WHO's adverse drug reactions database [J]. Ann Rheum Dis, 2020,81(2):e32.

[36] NUEHNEN V P, SCHOEN M P, MOESSNER R. Stevens-johnson syndrome/toxic epidermal necrolysis overlap in a NSCLC patient treated with afatinib. JDDG-J Ger Soc Dermatology [J]. 2018, 16(2): 199 - 201.

[37] PARK S R, RYU M H, RYOO B Y, et al. Severe imatinib-associated skin rash in gastrointestinal stromal tumor patients: management and clinical implications [J]. Cancer Res Treat, 2016, 48(1): 162 - 170.

[38] PATEL A B, SOLOMON A R, MAURO M J, et al. Unique cutaneous reaction to second-and third-generation tyrosine kinase inhibitors for chronic myeloid leukemia [J]. Dermatol, 2016, 232(1): 122 - 125.

[39] REDDY H, HORNE H L, MAUNG Z. Skin fragility and blistering secondary to imatinib [J]. Clin Exp Dermatol, 2012, 37(5): 572 - 573.

[40] SHI V J, RODIC N, GETTINGER S, et al. Clinical and histologic features of lichenoid mucocutaneous eruptions due to anti-programmed cell death 1 and anti-programmed cell death ligand 1 immunotherapy [J]. JAMA Dermatol, 2016, 152(10): 1128 - 1136.

[41] SHIM J, OH S, JUN J, et al. Exacerbation of psoriasis after imatinib mesylate treatment [J]. Ann dermatol, 2016, 28(3): 409 - 411.

[42] Sibaud V. Dermatologic reactions to immune checkpoint inhibitors: skin toxicities and immunotherapy [J]. Am J Clin Dermatol, 2018, 19(3): 345 - 361.

[43] SIEGEL J, TOTONCHY M, DAMSKY W, et al. Bullous disorders associated with anti-PD - 1 and anti-PD - L1 therapy: a retrospective analysis evaluating the clinical and histopathologic features, frequency, and impact on cancer therapy [J]. J Am Acade Dermatol, 2018, 79 (6): 1081 - 1088.

[44] SOLLENA P, MANNINO M, TASSONE F, et al. Efficacy of topical beta-blockers in the management of EGFR-inhibitor induced paronychia and pyogenic granuloma-like lesions: case series and review of the literature [J]. Drugs Context, 2019,8: 212613.

[45] TANAKA R, ICHIMURA Y, KUBOTA N, et al. Activation of CD8 T cells accelerates anti-PD - 1 antibody-induced psoriasis-like dermatitis through IL - 6 [J]. Commun Biol, 2020,3 (1): 571.

[46] VIGARIOS E, EPSTEIN J B, SIBAUD V. Oral mucosal changes induced by anticancer targeted therapies and immune checkpoint inhibitors [J]. Support Care Cancer, 2017, 25(5): 1713 - 1739.

[47] WELBORN M, KUBICKI S L, GARG N, et al. Retrospective chart review of cutaneous adverse events associated with tremelimumab in 17 Patients [J]. Am J Clin Dermatol, 2018, 19(6): 899 - 905.

[48] ZHANG M, LI L X, SUN H, et al. Imatinib-associated skin rash is related to treatment outcome in patients with unresectable and/or metastatic gastrointestinal stromal tumor [J]. J Gastrointest Oncol, 2022, 13(1): 117 - 125.

图书在版编目(CIP)数据

肿瘤靶向药和免疫检查点抑制剂相关皮肤病/杨骥主编. —上海：复旦大学出版社，2024.1
（复旦博学. 医科窥径系列）
ISBN 978-7-309-16853-2

Ⅰ.①肿… Ⅱ.①杨… Ⅲ.①肿瘤-治疗-影响-皮肤病-图谱 Ⅳ.①R730.5-64②R751-64

中国国家版本馆 CIP 数据核字(2023)第 090295 号

肿瘤靶向药和免疫检查点抑制剂相关皮肤病
杨　骥　主编
责任编辑/王　瀛

复旦大学出版社有限公司出版发行
上海市国权路 579 号　邮编：200433
网址：fupnet@ fudanpress.com　http://www.fudanpress.com
门市零售：86-21-65102580　团体订购：86-21-65104505
出版部电话：86-21-65642845
上海盛通时代印刷有限公司

开本 787 毫米×1092 毫米　1/16　印张 7　字数 141 千字
2024 年 1 月第 1 版第 1 次印刷

ISBN 978-7-309-16853-2/R·2043
定价：78.00 元